KB170065

현대의학과 전통의학을 상호 보완한 통합치료 혁명

한국형 통합암치료

Copyright ⓒ 2018, 유화승
이 책은 한국경제신문*i*가 발행한 것으로
본사의 허락없이 이 책의 일부 또는 전체를 복사하거나 무단전재하는 행위를 금합니다.

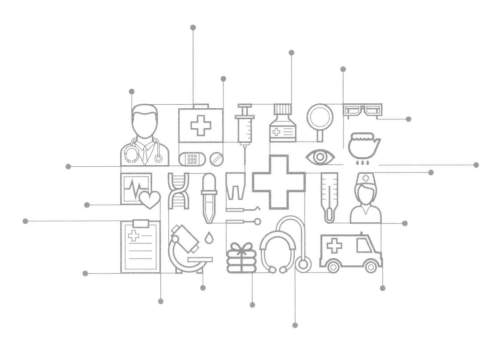

현대의학과 전통의학을 상호 보완한 통합치료 혁명

한국형
통합암치료

유화승 지음

한국경제신문 *i*

일러두기

1. 영문의 표기는 한글(영문)을 원칙으로 하였다.
2. 한문의 표기는 한글(한문)을 원칙으로 하였다.
3. 영문약어는 책 최초에 전체명 제시 후 약어로 표기하였다.
4. 외국의 인명, 지명은 국립국어원 어문 교정의 외래어 표기법을 따랐다.
5. 논문은 제 1저자, 학회지, 연도만을 표기하였다.

머리말

국내에 "통합암치료(Integrative Oncology)"가 소개된 지 어언 20년이 흘렀다. 이미 미국에서는 통합암학회(Society for Integrative Oncology)가 엠디앤더슨, 하버드 다나파버, 메모리얼 슬론 캐터링 등 미국 유수 암센터들을 중심으로 2004년에 설립됐다. 매년 근거 중심적 연구성과들을 토의하는 통합암학회는 올해 15회째를 맞이해 10월 미국 아리조나주 스콧스달에서 개최될 예정이다. 또한 미국 국립암연구소 암보완통합부(Office for Cancer Complementary and Integrative Health of National Cancer Institute)와 중국 중의연구원 광안문병원(Guanganmen Hospital of Chinese Academy of Chinese Medical Sciences)이 중심이 돼 만든 국제중의종양연합(International Consortium for Chinese Medicine and Cancer)이 워싱턴 D.C. 미국 국립보건원(National Institute of Health)에 본부를 두고 올해로 6년 차를 맞이하고 있다. 통합암치료 분야 중 생존기간 연장 및 삶의 질 개선에 있어서 한약, 침, 기공 등과 같은 한의학적 치료기술들은 그 핵심 치료기술이 되고 있다. 이미 세계적 권위의 네이처(Nature)의 자매지인 사이언티픽 리포트(Scientific Report)에 항암치료 후 비소세포성 폐암 환자에 대한 한의학적 변증치료를 통한 삶의 질 개선 논문이 실렸고, 암치료를 위한 치료 표준을 수립하고 연구를 수행할 수 있는 연합기구인 국가 연합 암 네트워크(National Comprehensive Cancer Network) 가이드라인에는 침 치료 등 한의학을 기반으로 한 치료기술들이 그 근거 및 권고수위를 높여나가고 있다.

다행스러운 점은 이러한 세계적 추세에 발맞춰 대한민국에서도 2015년 대한통합암학회(Korean Society of Integrative Oncology)가 현대의학과 한의학을 근거중심적으로 융합해 암 환자의 삶의 질 및 생존율을 높이는 것을 기치로 삼아 국내에서 출발함으로써 한국형 통합암치료 구축의 구심점 역할을 해준다는 사실이다. 또한 2018년 보건복지부로부터 사단법인 인가를 받아 명실공히 이 분야를 대표하는 학회로서 전문가 교육과정, 대국민 간담회 등 적극적인 활동을 하고 있는 중이다. 이와 함께 1994년 창설이 돼 한의 암치료의 학술활동 기반을 담당해오고 있는 대한한의학회 산하 정회원 학회인 대한암한의학회(Korean Association of Traditional Oncology) 또한 학회지 발간 및 학술대회 개최, 그리고 관련 해외 학회와의 교류사업 등을 통해 대한민국 한의 암치료를 대표하는 단체로 이 분야에서의 맏형 역할을 25년째 든든히 수행 중이다.

필자가 이 책을 집필하기로 결심을 굳힌 이유는 아직까지도 국내의 의료 환경이 전 세계가 나아가고 있는 통합암치료를 수용하는 데 있어서 인색하다는 점이 한 가지이고, 한의 중심의 한국형 통합암치료 치료기술들을 소개하고 싶다는 생각이 또 한 가지다. 이미 대학병원들을 중심으로 한의 통합암치료의 임상 가이드라인(Clinical Practice Guideline)이 만들어지고 있고 다양한 무작위 배정 임상시험(Randomized Controlled Trial)들과 체계적 고찰 및 메타분석(Systematic Review &

Meta Analysis) 연구들이 수행되고 있어 그 효용성에 대한 과학적 접근 및 근거구축이 이뤄지고 있는 중이다.

결국 이러한 결과들이 최종적으로는 "환자 중심"이 돼 그 혜택 또한 환자들에게 돌아가야만 한다. 이제는 마음을 터놓고 소통할 때다. 좀 더 적나라하게 얘기하자면 의·한 대립과 같은 구태의연한 직능 이기주의 적폐를 청산하고 미래를 향해 진보해 나갈 때인 것이다. 이러한 관점에서 이 책이 대한민국의 〈한국형 통합암치료〉 제시를 통해 암이라는 질병으로 고통받는 환자들에게 조금이라도 도움이 되기를 소망하는 바다.

2018년 8월

대전대학교 둔산한방병원 연구실에서

유화승

차례

머리말 · 5

제1장

통합암치료가 대세다

세계적으로 각광받고 있는 통합암치료 · 15

통합암치료란? · 17

KBS1의 미래의학보고서 · 19

전통의학과 통합암치료 · 20

한국에서의 통합암치료 현황 · 24

폐암의 통합암치료 임상 가이드라인 · 26

유방암의 통합암치료 임상 가이드라인 · 27

통합암치료에 관심 있는 환자들에 대한 상담 단계 · 32

제2장

아직 끝나지 않은 암과의 전쟁

문샷 프로그램 · 37

암의 특징 · 42

암의 특징들에 대한 천연물의 접근 · 54

항암 전통약물 · 57

제 3 장
암의 환경을 개선하는 통합암치료

종양 미세환경 • 67

통합암치료의 "종자" 발전 억제 효능 • 69

통합암치료의 "토양" 종양성장능력 억제 효능 • 72

통합암치료의 종양 미세환경 개선 효능 • 76

제 4 장
암종별 통합암치료

폐암의 통합암치료 • 81

유방암의 통합암치료 • 84

위암의 통합암치료 • 86

결장직장암의 통합암치료 • 89

자궁경부암의 통합암치료 • 91

간암의 통합암치료 • 94

췌장암의 통합암치료 • 97

전립선암의 통합암치료 • 98

식도암의 통합암치료 • 101

방광암의 통합암치료 • 102

난소암의 통합암치료 • 103

악성 림프종의 통합암치료 • 106

비인두암의 통합암치료 • 108

제 5 장

전이재발을 억제하는 통합암치료

암세포의 전이 · 113

한약과 암치료 · 116

종양면역 활성 한약 · 116

세포사멸 유도 한약 · 118

신생혈관 형성 억제 한약 · 122

암종별 한약의 전이억제 효능 · 125

제 6 장

암 증상을 완화하는 통합암치료

완화치료와 통합암치료 · 135

암성 통증 · 138

암성 피로 · 142

암성 오심구토 · 145

혈액학적 독성 · 150

상열감 · 153

딸꾹질 · 155

제 7 장

통합암치료에 활용되는 전통 항암약물

금은화(金銀花) · 161

등리(藤梨) · 163

반지련(半枝蓮) · 165

백두옹(白頭翁) · 168

백화사설초(白花蛇舌草) · 171

산두근(山豆根) · 174

삼칠근(三七根) · 176

상황(桑黃) · 179

섬수(蟾酥) • 181

아담자(鴉膽子) • 184

아출(莪朮) • 187

어성초(魚腥草) • 189

오수유(吳茱萸) • 191

왕불류행(王不留行) • 193

용충초(蛹蟲草) • 195

유향(乳香) • 199

인삼(人蔘) • 202

인진(茵陳) • 207

천화분(天花粉) • 209

청호(靑蒿) • 212

택칠(澤漆) • 214

패장초(敗醬草) • 216

황기(黃芪) • 218

제 8 장

한국형 통합암치료 기술

통합암치료의 역할 • 225

코디세핀, R1 성분의 삼칠충초정 • 226

Rg3, Rh2 성분의 독삼섬수단 • 231

푸스틴, 피세틴, 설퍼레틴 성분의 건칠정 • 234

렉틴, 프로폴리스 성분의 노봉상기정 • 237

폴리아세틸렌 성분의 자율신경 면역약침 • 240

한국형 통합암치료 • 245

맺음말 • 248

부록 / 용어정리 • 252

        처방구성약물 • 262

        통합암치료 관련 칼럼 • 264

세계적으로 각광받고 있는 통합암치료

통합암치료란?

KBS1의 미래의학보고서

전통의학과 통합암치료

한국에서의 통합암치료 현황

폐암의 통합암치료 임상 가이드라인

유방암의 통합암치료 임상 가이드라인

통합암치료에 관심 있는 환자들에 대한 상담 단계

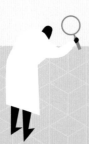

제 1 장

통합암치료가
대세다

세계적으로 각광받고
있는 통합암치료

2014년 10월 네이처 리뷰(암)에는 외과의사인 데이비드 고스키(David Gorski)의 '통합암치료'를 비판하는 한 편의 논문이 실렸다[1]. 통합암치료 지지자들은 통합암치료가 충분한 과학적 기반을 가지고 있고, 또 과학기반의학과 전인의학을 결합시킴으로써 양측 모두를 만족시키는 최선의 선택이 될 것이라 역설하고 있지만, 그는 대부분의 '통합의학적' 치료라는 것들이 과학적 증거가 거의 없다고 주장했다. 통합의학은 정확한 정의가 무엇인지 애매하고 또 에너지 의학, 반사학, 침술, 동종요법 등과 같은 '비과학적인' 요법들을 포함하고 있는데 어떻게 과학적 증거를 기반으로 한다고 할 수가 있느냐는 것이다. 또 그는 통합의학이 증상 완화나 삶의 질 향상, 수명연장 같은 것들을 지나치게 강조하는 것은 아닌지, 그리고 직접적으로 암을 제거하거나 크기를 줄이는 것도 아니면서 상당한 비용이 요구되는데 과연 그것이 그 비용에 상응할 만한 가치가 있을지에 대해 의문을 제기했다.

이에 대해 콜롬비아 의과대학 교수이자 통합암학회 회장인 헤더 그린리(Heather Greenlee)와 엠디앤더슨 암센터 로렌조 코헨(Lorenzo Cohen), 하버드 의대 데이비드 로젠탈(David Rosenthal), 메모리얼 슬론 캐터링 암센터 배리 캐실레스(Barrie Cassileth) 등은 2015년 3월 같

---

1. Gorski D. Nat Rev Cancer. 2014.

은 학술지에 데이비드 고스키에 대항하는 논문을 실었다[2]. 비록 보완대체요법들이 과학적 메커니즘의 증거가 아직 불충분하고, 임상 연구에 있어서도 엄격히 대조군이 설정된 연구수행에 어려움이 있다는 것에 동의하지만 앞의 논문에서 든 비과학적인 예들은 동종요법과 같은 과학적 근거가 아직 불충분한 극히 일부에 치우쳐져 있고, 통합암학회에서 제시한 임상 가이드라인에 따르면 명상이나 요가, 이미지 이완요법이 우울증이나 기분장애를 치료하고, 침술이 항암요법으로 유도된 오심, 구토를 치료하는데 높은 근거등급을 받는 등 통합암학회의 가이드라인은 등급별로 유효성이 높은 치료법들과 낮은 치료법들에 대한 정보를 제공해 환자와 의사들로 하여금 현명한 판단을 할 수 있도록 돕고 있다는 것이다. 또 많은 통합의학적 치료들이 암 관련 증상이나 항암요법 부작용 완화, 그리고 삶의 질 향상, 수명 연장에 있어서 효과가 있다는 연구결과들이 있으며 실제로 암 생존자의 65~75%가 적어도 한 가지 이상의 보완대체요법이나 통합의학적 치료를 받고 있고, 현대의 종양학은 단순히 생물학적으로 암세포만 줄이는 것뿐만 아니라 암으로 인해 고통을 받고 있는 환자의 고통까지 줄여주는 종합적 관리 개념임을 강조하면서 멋지게 반론한 것이다.

2015년 임상종양학회지에 발표된 결과[3]에 따르면 207명의 진행성 암 환자를 대상으로 시행된 임상연구에서 3개월 일찍 완화치료를 시작한 군의 1년 생존율은 64%이고 그렇지 않은 군은 48%로 통계적으로

2. Greenlee H. Nat Rev Cancer. 2015.

3. Bakitas MA. J Clin Oncol. 2015.

유의성 있는 차이를 나타냈다(p=0.038). 즉 완화치료는 암 환자의 삶의 질을 높일 뿐만 아니라 생존율까지도 높이는 효과를 가지고 있으며 통합암치료는 완화치료에 있어서 매우 중요한 영역으로 인식되고 있는 실정이다.

위의 논란에서 과연 누구의 주장이 옳은 것이냐는 문제는 차치하고서라도, 네이처는 전 세계적으로 가장 비중이 높은 과학 잡지 중 하나다. 여기에 통합암치료에 대한 논문이 실리고 또 이에 대한 반대의견 논문이 나올 정도로 이미 통합암치료는 주류의학의 분야에서도 무시할 수 없는 상당한 비중을 가지는 분야로 성장했음은 누구도 부인할 수 없는 사실이다. 즉 통합암치료는 이제는 의료인이라면 누구나 관심을 기울여야만 하는 암치료에 있어서 세계적으로 각광받는 중요한 분야로 부상하게 된 것이다.

통합암치료란?

2017년 11월 미국 시카고에서 개최된 국제 통합암학회(SIO)에서는 통합암치료에 대한 보다 명확한 정의를 제시하는 발표가 있었다. 메모리얼 슬론 캐터링 암센터의 준 마오(Jun Mao)가 중심이 돼 발표한 내용을 살펴보면 다음과 같다[4].

> 통합암치료는 다양한 패턴의 심신치유, 천연물, 생활습관 교정 활용을 통해 통상적 암
> 치료와 함께하는 환자 중심적, 근거 기반적 암 관리 분야다. 통합암치료의 목표는 건
> 강, 삶의 질, 임상결과를 최적화해 암 관리 지속체를 형성하고, 사람들에게 암을 예방
> 하고 암 치료 전, 중, 후에 적극적인 참여자가 될 수 있도록 지지해주는 것이다[5].

이 정의가 내려지기까지는 설문 소프트웨어(SoSciSurvey)를 활용
한 몇 번의 전문가 의견 수렴(델파이) 과정을 거쳤으며 전 세계에 있는
통합암학회 회원들에 대한 설문이 이뤄졌다. 과거 사용하던 다학제적
(Multidisciplinary)과 같은 표현들은 이미 암치료 현장에서 활용되기 때
문에 삭제가 됐고, 또 이전에는 암 예방에 대해서는 포함하지 못했지만
이제는 통합암치료가 암 예방분야뿐만 아니라 암치료 전체 기간을 포
함해야 한다는 취지 또한 반영했다. 침 치료, 마사지, 한의학 등과 같은
구체적인 치료법보다는 심신치유, 천연물 등의 좀 더 포괄적인 치료법
을 제시했으며 전인치유에 기반을 둔 암 관리 지속체를 만든다는 목표
를 통해 암 정복에 통합암치료 분야가 기여하겠다는 의도 또한 분명히
한 것이다.

---

4. Claudia M. Witt. J Natl Cancer Inst Monogr. 2017.

5. Integrative oncology is a patient-centered, evidence-informed field of cancer
   care that utilizes mind and body practices, natural products, and/or lifestyle
   modifications from different traditions alongside conventional cancer treatments.
   Integrative oncology aims to optimize health, quality of life, and clinical outcomes
   across the cancer care continuum and to empower people to prevent cancer and
   become active participants before, during, and beyond cancer treatment.

중요한 것은 많은 취약한 암 환자들이 돈을 많이 지불해야만 하는 과학적이지 못하고 위험한 방법에 노출돼있기 때문에 근거기반적 접근(Evidence Based Approach)을 해야만 한다는 것이며, 이러한 정의는 향후 통합암치료 분야의 연구, 임상, 교육에 있어서 보다 집중적인 노력이 기울여져야만 한다는 당위성을 부여한다는 의미가 있다.

KBS1의
미래의학보고서

2015년 2월 12일에는 KBS1에서 특집 다큐멘터리 〈미래의학보고서〉를 방영했다. 여기서는 2014년 10월 26일부터 28일까지 미국 휴스턴에서 개최된 제11회 국제통합암학회를 집중적으로 방영했는데, 콜롬비아 의과대학의 헤더 교수는 "통합의학은 기존의 서양적 치료와 함께 사용되는 것이기 때문에 보완적 치료 또는 대안치료라고 불린다. 통합암학회의 중점계획은 통합치료를 기존의 항암치료에 접목시키는 것이다. 어떤 것이 효과가 있고 없는지 어떤 치료가 안전한지를 연구해야 한다"고 통합암치료의 개념에 대해 설명했다. 필자 또한 인터뷰를 진행했는데 "통합의학이라는 개념이 들어옴으로써 지금까지 기존의 학들의 패러다임은 병만 보고 사람은 보지 못한다는 단점을 가지고 있었는데 이런 것이 진정으로 전인의학으로 거듭나면서 결국은 병과 사람을 같이 바라보는 개념으로 접근할 수 있고 또 환자에게 더 나은 치료의 효과 또는 치료의 혜택을 줄 수 있는 의료 환경을 제공케 됐다"고 그 의미에 대해 언급했다.

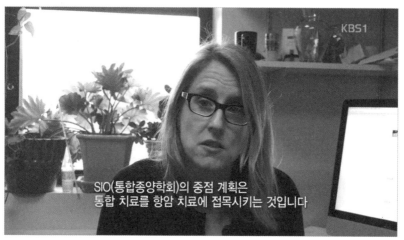

미국 콜롬비아 의과대학 헤더 교수의 KBS1 인터뷰

전통의학과 통합암치료

몇 가지 통합의학에 대한 정의를 살펴보면, 최초 통합의학에 대한 모델은 영국 의사인 조지 엔젤(George Engel)에 의해 1977년 사이언스지에 발표된 "새로운 의료모델에 대한 필요성 : 생의학에 대한 도전"이라는 논문에서 시작됐다[6]. 이 논문에 따르면 이상적인 건강은 육체적, 사회적, 정신-영적으로의 건강을 의미하는 것으로 정의하고 있다. 미국 통합의학 및 보건 학술연합(Academic Consortium for Integrative Medicine & Health)에 따르면 통합의학은 환자와 치료자의 관계를 중요시하고, 전인의학에 초점을 맞추며, 근거 중심적 정보를 제공하고, 이상적인 건강과 힐링에 도달하기 위해 모든 치료법과 생활방식적 접근방식, 건강관리 전문가 및 치료원칙을 사용하는 의학이다[7]. 또 통합암치료는 암 환자의 웰빙에 초점을 맞추고 건강에 접근하기 위해 통상의학과 병용하는 다학제적 치료방법을 포함하는 과학과 철학을 말한다. 따라서 통합종양학자들은 암의 재발과 새로운 암 발생을 감소시킬 수 있도록 개개인의 선천적인 치료능력을 보강해주고, 자기치유 능력, 환자의 책임, 생활방식 변화를 위한 기술들을 활용할 수 있도록 노력하는 것이다[8].

보완요법은 통상의학의 보조로써 또는 함께 사용하는 치료법이고, 대체요법은 알려진 통상의학 대신에 사용되도록 권고되는 방법들이다. 이와 다르게 통합의학은 안전성과 유효성 근거를 바탕으로 통상의학과 함께 사용되는 보완적 치료법이다[9].

통합암치료의 다양한 영역 중 최근 면역을 바탕으로 하는 전통의학

---

6. Engel GL. Science. 1977.

7. https://www.imconsortium.org/about/about-us.cfm 2017.

8. Pineda MJ. Obstet Gynecol Clin North Am. 2012.

9. Deng G. Nat Rev Clin Oncol. 2013.

의 암치료에 대한 관심도가 높아지고 있다. 암의 치료에 있어서 면역기능은 아주 중요한 문제다. 암세포는 발생과 진행을 거치면서 선천면역과 후천면역 반응을 모두 회피하는 능력이 발달하기 때문에, 더욱 강력한 면역 기능을 필요로 하게 된다. 하지만 그런 와중에 암세포를 제거하기 위한 방사선요법과 화학요법은 골수 억제 등의 부작용으로 오히려 면역 체계를 손상시키기도 한다. 이처럼 면역 작용이 강화돼도 모자랄 판에 암 환자들은 면역기능의 약화를 겪게 된다. 따라서 방사선치료와 화학치료를 받는 환자들은 면역 체계의 기능을 향상시키는 것이 매우 중요하며, 이는 한약으로서 해결할 수 있는 문제다. 한약은 종양에 대항하는 면역 반응을 증진시킨다고 알려져 있으며, 실제로 그 효과가 증명됐다. 또한 다양한 한약 약재들이 종양세포의 면역 억제 기전을 억제시켜 면역력을 유지하고 조절하는 효과가 있다. 또 한약은 방사선요법과 화학요법으로 인해 손상된 면역 체계를 정상 상태로 회복시킬 수 있다[10].

예를 들어 황기는 인터페론과 종양괴사인자(TNF) 분비를 증가시키고, 종양에 대항하는 백혈구, 자연살해세포, 대식세포를 활성화시키는 효능이 있다. 황기는 종양 세포에 대항하기 위해 인터류킨 2(IL-2)와 협동해 자연살해세포를 자극해 활성화하기도 한다[11]. 십전대보탕도 널리 쓰이는 한약 처방 중 하나다. 종양을 유발시킨 쥐에게 십전대보탕을 복용시킨 결과 피하 신경교종의 성장이 억제됐으며, 쥐의 생존율이 증

---

10. Lin Y. Oncol Lett. 2015.

11. Cho WC. Cancer Lett. 2007.

가했는데 이에 대한 가장 가능성 있는 기전으로 자연살해세포의 활성화와 TNF 분비 증가를 제시했다. 또 미야가미(Miyagami)와 카타야마(Katayama)는 십전대보탕의 투여가 억제 T세포 감소, TNF-α 분비 촉진 및 자연살해세포의 활성화 등 다양한 효과를 나타냈다고 보고하고 있다[12].

2012년에 미국에서 3,102명의 암 생존자를 조사한 결과 과거 12개월 이내에 한 가지 이상 보완대체요법을 받은 환자는 78.1%에 해당했다. 또 전체 치료비 12억 5천만 달러(약 13조 원) 중 7%(약 1조 원)가 보완대체요법을 위해 사용됐다[13].

또 2016년을 기준으로 미국 국립암연구소(NCI)에서 지정한 45개의 선두 암병원 중 88.9%의 병원에서 환자들에게 통합암치료 영역으로서 침에 대한 정보를 제공하고, 73.3%의 병원에서 환자들에게 침 치료를 제공하는 것으로 밝혀졌다[14].

이렇듯 전통의학의 근거중심적 재해석을 바탕으로 하는 통합암치료는 현재 전 세계적으로 너무도 많은 암 환자가 사용하고 있고 또 의료인이라면 누구나 관심을 기울여야만 하는 암치료에 있어서의 중요한 분야로 부상하게 된 것이다.

---

12. Miyagami M. No Shinkei Geka. 2003.

13. John GM. J Cancer Surviv. 2016.

14. Yun H. J Natl Cancer Inst Monogr. 2017.

한국에서의
통합암치료 현황

2013년도 종양연보(Ann of Oncology)에 발표된 논문[15]에 따르면 서울대병원에서 진행된 연구는 42%의 말기 암 환자(481명 중 202명)가 보완대체요법 사용 경험이 있다는 결과를 보여주고 있다. 이처럼 많은 암 환자들은 이미 보완대체요법을 사용하고 있으며 이제는 유효성과 안전성이 입증된 통합암치료를 통해 환자를 관리하는 시점이다.

벤 아리에(Ben-Arye) 등은 2013년 종양의학(Med Oncology)이라는 의학저널에서 성공적인 통합암치료 프로그램의 필수조건으로 다음과 같은 여섯 가지의 조건을 제시하고 있다[16].

1 종양센터 내에 위치하고 있을 것.
2 종양학자는 통합종양학자에게 상의 및 의뢰하는 오픈 마인드를 가질 것.
3 종양학자와 통합종양학자 사이에 충분한 소통이 있을 것.
4 근거중심의학의 통합의료를 실천할 것.
5 전문적이고 경험 많은 보완대체의학 시술자들이 시술할 것.

---

15. Yun YH. Ann Oncol. 2013.

16. Ben-Arye E. Med. Oncol. 2013.

6 집단프로그램 등 통합암치료 프로그램 서비스를 최소한의 비용으로 제공할 것.

한국에서 현재 통합암치료는 대학한방병원 암센터, 요양병원 등을 중심으로 보완 또는 대체요법이 혼재돼 사용되고 있다. 이에 대한 근거 확보를 위한 노력이 국가펀딩이나 개인연구를 중심으로 시행되고 있으나 아직은 중국이나 미국 등 '세계적 수준과 비교해볼 때 외부경쟁력이 충분치 못한 실정이다. 한국에서 한국형 통합암치료가 성공적으로 자리매김하기 위해서는 임상 가이드라인과 근거중심의학의 핵심인 체계적 고찰에 미치기 위해서 엄격한 무작위 배정 임상연구를 할 수 있도록 역량을 집중해야 한다. 또 임상적 측면에서는 세계적으로 근거구축이 이뤄진 보완적 치료법들을 중심으로 암 환자에게 시술하고, 상대적으로 근거가 확립되지 못한 대체적 치료법에 대해서는 최대한 신중하게 접근해야만 한다. 특히 한국은 동북아시아에서 11개 한의과대학과 1개 한의학전문대학원을 중심으로 전통의학이 매우 잘 보존돼있는 국가이므로 한의학의 특성과 치료기술에 집중해 선보완, 후대체 전략을 가지고 동서의 결합을 통한 통합암치료 분야를 개척하는 것이 한국형 통합암치료가 세계적 경쟁력을 가지고 성공할 수 있는 길이다.

폐암의 통합암치료
임상 가이드라인

뉴욕에 위치한 메모리얼 슬론 캐터링 암센터의 통합의학부서에서 근무하고 있는 개리 덩(Gary Deng)은 2013년 세계적 권위의 체스트(Chest)라는 과학저널에 통합암치료의 폐암치료에 대한 임상 가이드라인에 대해 게재했다[17]. 구체적인 내용을 살펴보면 다음과 같다.

심신	• 심신치료는 폐암 환자들에게 불안, 기분장애, 불면을 감소시키고, 삶의 질을 향상하기 위한 다양한 접근의 한 분야로 추천된다. (Grade 2B) • 심신치료는 폐암 환자들에게 급, 만성 통증을 감소시키기 위한 다양한 접근의 한 분야로 추천된다. (Grade 2B) • 심신치료는 폐암 환자들에게 예측되는 항암제에 의한 오심 및 구토를 감소시키기 위한 다양한 접근의 한 분야로 추천된다. (Grade 2B)
운동	• 폐기능 문제로 폐암이 의심돼 절제술을 기다리고 있는 환자에게 운동을 기반으로 한 호흡재활치료는 심폐기능 향상과 단련을 위해 추천된다. (Grade 2C) • 폐기능이 떨어진 수술 후 폐암 환자에게 운동을 기반으로 한 호흡재활치료는 심폐기능 향상과 단련을 위해 추천된다. (Grade 2C) • 고식적 항암치료를 받는 폐기능 저하의 진행성(수술불가의) 폐암 환자에게 운동을 기반으로 한 호흡재활치료는 심폐기능 향상과 단련을 위해 추천된다. (Grade 2C)
식이	• 폐암이 발생할 가능성이 있는 사람들에게 전분이 적은 채식과 과일이 풍부한 식이는 폐암의 위험성을 줄이는 데 추천된다. (Grade 2C) • 폐암이 발생할 수 있는 사람들에게 다량의 붉은 육류 및 가공육을 제한하는 것은 추천된다. 적은 양의 육류섭취는 폐암의 위험성을 줄인다. (Grade 2C) • 폐암치료과정 중 환자가 체중이 감소되는 경우, 영양상 부가적으로 고칼로리, 고단백 보충제들(1.5kcal/mL)을 섭취하는 것은 체중 유지를 위해 추천된다. (Grade 2C)

---

17. Deng G. Chest. 2013.

	• 근육량이 감소한 폐암 환자들에게 n-3(오메가 3) 지방산을 포함한 경구용 영양보충제가 영양 상태를 향상하기 위해 추천된다. (Grade 2C)
침, 안마 등 (신체적 요법)	• 암 관련 통증 및 말초신경병증에서 침술은 통상치료로 충분치 않은 환자들에게 부가치료로 추천된다. (Grade 2C)
기타	• 모든 폐암 환자들은 보완치료의 궁금증이나 사용에 대해 주치의에게 질문하는 것을 권고한다. 또 이러한 치료들에 대한 이득과 위험에 대해 상의해야 한다. (Grade 2C)

유방암의 통합암치료 임상 가이드라인

국제 통합암학회(SIO) 회장이기도 했던 헤더 그린리 콜롬비아 의과대학 교수는 2015년 미국국립암연구소 저널(JNCI)에 유방암의 통합암치료 임상 가이드라인을 다음과 같이 발표했다[18].

A	
심신	• 유방암 환자에 있어 방사선 치료를 받으면서 우울증이나 기분장애를 겪는 환자에게 특히 마음챙김 명상법이 추천된다. (Grade A) • 이완요법은 우울증이나 감정증상을 개선시키는 데 추천된다. (Grade A)
운동	• 요가는 유방암 환자가 방사선 치료나 항암치료로 인한 피로감이 있을 때 기분을 개선시키는데 추천된다. (Grade A)
요가	• 요가는 방사선 치료와 항암치료를 받고 있는 중인 환자에게 우울증과 기분 개선을 위해 추천된다. (Grade A)

---

18. Greenlee H. J Natl Cancer Inst Monogr. 2015.

B
심신 • 음악요법은 방사선 치료 및 항암치료 기간에 불안을 감소시키는 데 추천된다. (Grade B)   • 스트레스 관리는 집에서 자가 관리를 시행하거나 또는 짧은 프로그램보다는 길게 집단으로 프로그램에 참가하는 것이 불안을 감소시키는 데 추천된다. (Grade B)   • 음악요법은 새로 유방암을 진단받은 환자들의 기분을 개선시키는 데 추천된다. (Grade B)   • 에너지 보존 상담은 피로관리에 추천된다. (Grade B)
운동 • 요가는 유방암 환자들이 방사선 및 항암 치료에 있어서 피로감을 감소시키고 불안을 감소시키는 데 추천된다. (Grade B)   • 단계적인 근육 이완은 항암으로 인해 발생하는 오심과 구토에 항구토제에 더해 오심과 구토를 컨트롤하는 데 고려될 만하다. (Grade B)
약물 • 약물요법은 방사선 요법을 시행하고 있는데 불안이 있거나, 유방암 환자의 불안을 감소시키는 데 추천된다. (Grade B)   • 생강은 유방암 환자의 항암으로 발생하는 구토에 항구토제와 더불어 급성 오심에 고려될 만하다. (Grade B)
침, 안마 등 (신체적 요법) • 마사지는 유방암 환자의 치료 이후 기분장애를 개선시키는 데 추천된다. (Grade B)   • 지압은 유방암 환자의 항암 동안 발생하는 오심 구토에 항구토제와 함께 사용할 시 오심구토를 감소시키는 데 도움을 주는 것으로 고려될 만하다. (Grade B)   • 전침은 항암치료 기간 동안 발생하는 구토에 항구토제와 더불어 유방암 환자에게 고려될 만하다. (Grade B)

C
심신 • 이완요법은 치료 중 불안을 감소시키는 데 고려될 만하다. (Grade C)   • 운동요법이 있든 없든 스트레스 관리 중재는 유방암 환자의 기분을 개선시키는 데 고려될 만하다. (Grade C)   • 스트레스 관리는 수면불량의 치료로 고려될 만하다. (Grade C)   • 스트레스 관리는 유방암 환자의 삶의 질을 개선시키는 데 고려될 만하다. (Grade C)   • 이미지 형상은 유방암 환자의 삶의 질을 개선시키는 데 고려될 만하다. (Grade C)   • 음악요법은 수술로 발생된 통증에 고려될 만하다. (Grade C)   • 최면은 유방암 환자의 수술로 발생된 통증에 고려될 만하다. (Grade C)

운동	• 기공은 유방암 환자의 피로관리에 고려될 만하다. (Grade C) • 완만한 요가는 수면불량의 치료로 고려될 만하다. (Grade C) • 기공은 암 환자의 삶의 질을 개선시키는 데 고려될 만하다. (Grade C) • 요가는 유방암 환자의 삶의 질을 개선시키는 데 고려될 만하다. (Grade C) • 운동과 온열요법은 유방암 환자의 삶의 질을 개선시키는 데 고려될 만하다. (Grade C) • 심신요법이 포함된 육체적 트레이닝 프로그램은 유방암 환자들 사이에서 수술로 발생된 통증에 고려될 만하다. (Grade C)
약물	• 인삼은 유방암 환자의 피로관리에 허브요법으로서 고려될 만하다. (Grade C) • 겨우살이는 유방암 환자의 삶의 질을 개선시키는 데 고려될 만하다. (Grade C)
침, 안마 등 (신체적 요법)	• 침은 유방암 환자의 피로감이 심한 환자의 불안을 감소시키는 데 고려될 만하다. (Grade C) • 마사지는 유방암 환자에서 짧은 기간 동안 불안을 감소시키는 데 고려될 만하다. (Grade C) • 침은 폐경기 여성의 열감 또는 피로가 나타나는 것과 기분을 개선시키는 데 고려될 만하다. (Grade C) • 치유 터치는 항암치료를 받고 있는 유방암 환자의 기분을 개선시키는 데 고려될 만하다. (Grade C) • 침은 유방암 환자의 삶의 질을 개선시키는 데 고려될 만하다. (Grade C) • 침은 아로마타제 억제와 관련된 근골격의 증후에 짧은 기간 동안 비약물적인 방법으로 통증에 고려될 만하다. (Grade C) • 전침은 아로마타제 억제와 관련된 근골격의 증후에 짧은 기간 동안 비약물적인 방법으로 통증에 고려될 만하다. (Grade C) • 레이저 요법은 유방암 환자의 림프부종에 고려될 만하다. (Grade C) • 림프마사지와 붕대로 압박하는 것은 거의 같은 효과를 보여준다. 림프마사지는 붕대로 압박하는 것에 민감한 환자들에게 고려될 만하다. (Grade C) • 침은 유방암 환자의 상열감의 횟수를 감소시키는 데 고려될 만하다. (Grade C) • 전침은 유방암 환자의 상열감의 횟수를 감소시키는 데 고려될 만하다. (Grade C) • 마사지와 치유 터치는 항암치료로 발생된 통증에 고려될 만하다. (Grade C) • 반사요법은 유방암 환자의 삶의 질을 개선시키는 데 고려될 만하다. (Grade C)
기타	• 에너지와 수면 증대는 항암치료로 발생된 통증에 고려될 만하다. (Grade C)

D
기타	• 아세틸-엘-카르니틴(Acetyl-L-carnitine)은 효과가 부족해 피로관리에는 추천되지 않는다. (Grade D) • 구아라나는 효과가 부족해 피로관리에는 추천되지 않는다. (Grade D) • 에너지 보존은 효과가 미흡해 유방암 환자들의 기능개선에 추천되지 않는다. (Grade D) • 글루타민은 유방암 환자에게서 유발된 오심과 구토에 효과가 부족한 것으로 추천되지 않는다. (Grade D) • 아세틸-엘-카르니틴은 유방암 환자의 신경병증에 해로워 추천되지 않는다. (Grade H)

미국임상암학회(American Society of Clinical Oncology)는 2018년 6월 11일 국제 통합암학회(SIO)의 '유방암 치료 중·후의 통합치료에 대한 근거 중심 임상 가이드라인'을 지지했고, 동시에 임상종양학회지(Journal of Clinical Oncology)에 "유방암 치료 중·후의 통합치료 : ASCO의 SIO 임상 가이드라인에 대한 지지"라는 제목의 논문을 게재하며 통합치료로서 신뢰성에 대한 지지를 표했다[19]. 이 논문을 통해 ASCO 전문가 패널들은 SIO 임상 가이드라인이 명확하고 철저하며 가장 연관성 있는 과학적 근거에 기반을 뒀기 때문이라고 그 이유를 밝혔으며 이어 내용을 소개했다. 이 가이드라인에서 연구자들은 80개 이상의 다른 통합치료들을 평가하고 최신 연구에 기반한 증거 등급수준을 개발해 적용했다. 이에 SIO 전 회장인 헤더 그린리는 "통합암치료 분야에 대한 아주 중요한 진일보"라고 화답했다. 이 가이드라인은 1990년 1월부터 2015년 12월까지 발표된 동료고찰(Peer-Reviewed) 무작위

19. Lyman GH . J Clin Oncol. 2018.

배정 시험들의 분석에 기초했고, 모집단의 50% 이상의 유방암 환자를 포함하는 연구들 및 유방암 환자만을 대상으로 한 결과만을 분석해 신뢰도를 높였다. 포함된 연구의 대상은 기존 암치료를 받는 도중 통합치료를 개입시켜 사용하거나 암의 진단 및 치료로부터 발생하는 증상과 부작용을 가지고 있는 환자들이었고, 자다드 스케일(Jadad Scale)을 이용해 등급점수를 부여했다.

ASCO가 권고하는 주요 항목은 걱정·스트레스 감소에 대한 음악치료, 명상, 스트레스 관리 및 요가이고 우울·기분 장애에 대한 명상, 이완, 요가, 마사지 및 음악 치료이며 삶의 질 증진에 대한 명상과 요가다. 항암화학요법 유발 오심구토 감소에는 경혈 지압과 침 치료를 권고했다. 하지만 ASCO는 이러한 통합치료들은 기존의 주된 항암 화학요법이나 방사선 요법, 수술을 완전히 대체할 수 있는 것은 아니며, 기존 요법과 통합해서 운용할 때 발휘할 가치를 두고 지지 의사를 표하는 것이라는 점을 명확히 했다. 2018년에 발간된 '암에 대한 대체요법의 사용이 생존에 미치는 영향' 논문에서는 기존의 항암 치료 없이 시행하는 대체요법은 기존의 항암 치료를 받는 암 환자에 비해 사망률을 증가시키는 것으로 밝혀졌다[20]. 이러한 사실을 두고 판단했을 때, ASCO가 위와 같은 방식으로 지지의사를 표한 것은 암 환자들에게 일어날 수 있는 위험까지도 고려한 것이라 할 수 있다.

---

20. Johnson SB. J Natl Cancer Inst. 2018.

통합암치료에 관심 있는 환자들에 대한 상담 단계

많은 암 환자들이 통합암치료에 관심을 기울이고 있고 또 상담을 받고 싶어 한다. 하지만 아직도 의료인 중 어떻게 효율적인 상담을 해야 하는지에 대해서는 잘 모르고 있는 경우를 종종 발견한다. 미국의 유수 암센터인 메모리얼 슬론 캐터링 암센터 통합의학부서에 근무하는 개리 덩은 2013년에 네이처에 발표된 그의 논문[21]에서 "통합암치료에 관심 있는 환자들에 대한 상담 단계"를 다음과 같이 제시했다.

첫째, 통합암치료에 대한 환자들의 관심에 대해 열린 대화를 한다.

둘째, 환자들에게 어떠한 질문이나 걱정에 대해서도 충분히 표현할 수 있는 기회를 제공한다.

셋째, 정신사회적, 문화적 내용을 포함해 그러한 질문과 걱정에 대한 근본적인 이유를 함께 탐색한다.

넷째, 환자의 질문과 걱정을 분석하고 그 특정한 환자에게 가장 효과적인 패턴에 대한 평가를 제시한다.

다섯째, 과학적 장점이 없거나 또는 잠재적으로 해로울 수 있는 요법들에 대해서는 이유를 설명한다.

여섯째, 통합의학의 광범위한 개념, 즉 몸, 마음, 정신의 웰빙을 촉진

---

21. Deng G. Nat Rev Clin Oncol. 2013.

하는 건강으로의 접근을 설명한다.

일곱째, 종합적인 생활 패턴의 평가를 제공하고 변화를 제시한다.

여덟째, 그 환자의 상황과 요구를 고려하면서 임상적 근심에 대해 적절한 통상치료와 보완요법의 특정한 치료법들에 대해 토의한다.

아홉째, 대화의 핵심을 요약한다.

열 번째, 환자의 이해와 모든 질문에 대해 만족스럽게 대답이 됐는지를 확인한다.

열한 번째, 그 만남을 기록하고 환자의 주치의가 이용 가능한 문서를 작성한다.

열두 번째, 치료법의 부작용과 반응을 관찰하기 위한 차후 방문일정을 잡는다.

열세 번째, 요구에 따라 치료계획을 조절한다.

열네 번째, 최상의 결과를 도출하기 위해 환자와 함께하는 의사의 역할을 언급한다.

문샷 프로그램

암의 특징

암의 특징들에 대한 천연물의 접근

항암 전통약물

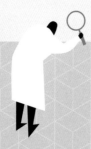

제 **2** 장

아직 끝나지 않은
암과의 전쟁

문샷 프로그램

미국에서 3대 암센터라고 하면 보통 휴스턴의 엠디앤더슨 암센터, 보스턴의 하버드 다나파버 암센터, 그리고 뉴욕의 메모리얼 슬론 캐터링 암센터를 꼽는다. 이 중 특히 국내에 많이 알려진 곳은 이건희 삼성 전 회장이 폐암 치료를 진행했던 엠디앤더슨 암센터다. 엠디앤더슨 암센터는 2012년부터 환자들을 위해 암의 사망률과 고통을 빠르고 극적으로 감소시키는 거대하고 종합적인 계획인 〈문샷 프로그램(Moon Shot Program)〉을 진행하고 있다[22].

1962년 존 에프 케네디(John F. Kennedy)는 "우리는 10년 안에 달에 가기로 결정했다. 이 도전은 우리가 기꺼이 받아들이고자 하는 것이고 우리가 더 이상 미룰 수 없으며, 또 우리가 하려고 하는 것이기 때문이다"라고 밝혔다. 〈문샷 프로그램〉은 사람을 달로 보냈던 오래전 미국의 시도에서부터 영감을 받았다. 엠디앤더슨 암센터는 현재의 암의 중요성과 해결의 시급함을 인지하면서 막대한 자금을 쏟아붓고 있다. 문샷 프로그램은 암을 종결시키고자 하는 암센터와 목표를 공유한다 (Making Cancer History®).

엠디앤더슨 암센터는 문샷 프로그램을 통해 12개의 분야(B세포 림프종, 유방암과 난소암, 만성 림프구성 백혈병, 결장직장암, 악성 뇌교종, 인유두종 바이러스 관련 암, 폐암, 악성 흑색종, 다발성 골수종, 골수이형성 증후

---

22. https://www.mdanderson.org/cancermoonshots.html

군과 급성 골수성 백혈병, 췌장암, 전립선암)를 빠르게 발전시키려 하고 있다. 문샷 프로그램 팀의 노력을 지원할 수 있도록 설계된 플랫폼은 각 프로젝트의 성공과 전반적인 프로그램의 성공을 위해 중요한데, 이처럼 현재 암을 극복하고자 하는 노력이 대대적으로 이뤄지고 있고 특히 기존 방법으로의 접근보다는 보다 종합적이고 체계적인 접근이 강조되고 있다.

문샷 프로그램의 각각의 분야에 관해 자세히 살펴보면 다음과 같다.

◉ **B세포 림프종** : 림프종은 혈액 악성 종양의 가장 흔한 형태다. 약 85%의 비호지킨림프종이 인간의 면역에 중요하게 관여하는 B세포로부터 형성된다. 대부분 경우에서 이 악성질병은 모든 치료에 대한 내성을 키우게 된다. B세포 림프종 문샷 팀은 다양한 생물학적, 면역학적 방법으로 이 암의 치료율을 두 배로 높이는 것을 목표로 한다.

◉ **유방암과 난소암** : 유방암과 난소암 문샷 팀은 여성 암과 관련된 사망률을 낮추기 위해 시작했다. 전 세계의 BRCA1과 BRCA2 변이가 된 환자들을 스크리닝해 암을 예방하려는 노력을 시작했다. 환자들에게 암의 유전 분석에 근거한 표적치료를 포함한 처방 약물치료와 난소암을 위한 개별화된 수술을 제공한다. 이 팀은 암의 생물학을 이해하고 암의 적응과 치료에 대한 저항을 표적으로 해 새로운 치료법을 개발하려고 노력하고 있다.

◉ **만성 림프구성 백혈병**(Chronic Lymphocytic Leukemia) : CLL 문샷 팀은 모든 CLL 환자의 치료율을 두 배 이상 높이기 위한 의도로 치료전략을 개발하고 규명하는 데에 초점을 맞추고 있다. 제약 개발 프로젝트가 CLL의 요소들의 작용기전과 내성을 이해하기 위해 진행됐고 이 암을 효과적으로 제거할 수 있는 요소들의 조합을 규명하려고 한다.

◉ **결장직장암** : 결장직장암은 미국에서의 두 번째로 많은 암 사망의 원인이며 남자와 여자에서 세 번째로 많은 암이다. 결장직장암 문샷 팀은 비침습적인 수단을 통해 조기발견과 예방을 하는 데 초점을 맞추고 있다.

◉ **악성 뇌교종** : 악성 뇌교종과 다른 뇌, 중추신경 종양에 대한 현재의 치료는 효과가 부족하다. 악성 뇌교종 문샷 팀은 면역치료 약물과 개별 맞춤화된 면역 세포 디자인을 통해 5년 생존율을 4배까지 늘리는 것이 목표다.

◉ **인유두종 바이러스 관련 암** : 인유두종 바이러스는 150가지의 관련 바이러스의 집단을 말한다. 특정 형태의 바이러스가 단순한 피부의 사마귀를 유발할 수 있고, 다른 바이러스는 경부, 항문 등 다른 부위에 암을 유발할 수 있다. 인유두종 바이러스 문샷 팀은 이러한 바이러스에 관련된 암에 대해 세 가지 접근을 하고 있다. 첫 번째는 인유두종 바이러스 백신을 통한 예방과 검사다. 두 번째는

유전적으로 통합된 약물 스크리닝을 통한 치료의 새로운 표적을 밝혀내는 것이다. 세 번째는 면역치료와 새로운 시도다. 이것들은 면역 체계에 암과 싸울 수 있는 능력을 줄 것이다.

⊙ **다발성 골수종** : 다발성 골수종은 미국에서 매년 27,000건의 새로운 진단을 받은 두 번째로 흔한 혈액암이다. 이 질병은 골수에 축적돼 다른 혈액 세포의 정상적인 생산을 방해하는 불량한 형질세포에 의해 발생한다. 증상으로는 뼈의 병변, 빈혈 및 신부전 등이 있다. 다발성 골수종 문샷 팀은 탈리도마이드(Thalidomide)의 유도체인 레브리미드(Revlimid®(lenalidomide))를 포함한 다발성 골수종 치료 약물을 통해 이 질병의 진행을 지연시키고 궁극적으로 예방하는 데 목표를 두고 있다.

⊙ **골수이형성 증후군과 급성 골수성 백혈병** : 골수에서 충분한 혈액 세포를 생산하지 못하는 골수이형성 증후군 환자들은 빈혈, 감염 또는 출혈을 예방할 수 있는 성숙한 혈액 세포가 없을 때 급성 골수성 백혈병으로 전변하게 된다. 문샷 프로그램팀은 DNA를 표적으로 하는 약물에 대한 내성 진행의 분자생물적 기전을 밝히고 있다.

⊙ **폐암** : 폐암 문샷 팀은 폐암을 예방하고 발견하고 치료하는 새로운 통합적 접근을 개발하고 있다. 폐암 예방 프로젝트는 젊은 연령층의 흡연을 막고 성인들의 금연 전략을 강화하는데 새로운 접근법을 개발하고 있다. 조기 발견 프로젝트에서는 혈액검사에서 폐

암을 조기에 발견할 수 있는 생물학적 지표를 규명하는 데 힘쓰고 있다.

◉ **악성흑색종** : 흑색종 문샷 팀은 이 치명적이고 공격적인 피부암을 치료하고 예방하는 데에 초점을 맞추고 있다. 예방 프로젝트는 아이들의 자외선 노출을 줄이고, 청소년들에게 공공정책으로서 교육을 목표로 하고 있다. 흑색종 문샷 팀의 목표는 흑색종 환자들의 장기 생존율을 높이는 것이다.

◉ **췌장암** : 췌장암은 5년 생존율이 5% 이내일 정도로 가장 치명적인 악성 질환이다. 췌장암 문샷 팀은 조기발견을 할 수 있는 방법, 조기에 발견할 수 있는 생물학적 지표의 개발 그리고 면역기반의 새로운 치료법을 통해 치료율을 개선시키기 위해 연구하고 있다. 췌장낭종이나 가족력(유전적 요인) 같은 위험 요인이 관여하며, 당뇨를 진단받은 노인 또한 췌장암에 걸릴 수 있는 고위험군이다.

◉ **전립선암** : 전립선암 문샷 팀은 개인화된 약물 개발 및 이 질병의 다른 유형과 아형의 생체 표지자 또는 독특한 특성을 찾는 바이오마커 발견을 통해 공격적인 치료가 필요한 사람과 치료가 필요 없는 사람을 구분하고 이 질병의 사망률을 절반 이하로 감소시키는 것을 목표로 한다.

암의 특징

암은 정상세포가 암이 돼 악성으로 진행하며 얻은 생물학적인 능력들에 의한 특징들(Hallmarks)을 가지고 있다. 이는 암의 발달로 인해 후천적으로 획득된 생물학적 능력을 말한다. 2000년에 하나한(Hanahan)과 웨인버그(Weinburg)는 이러한 암의 특징을 여섯 가지로 정리해 발표했고 이는 많은 암 연구에 영향을 끼치게 됐다[23]. 이 특징들은 신생물 질병(종양, 암)의 복잡성을 이해하기 위한 원리를 기본으로 구성됐다. 다음에 제시된 여섯 가지의 특징은 종양의 성장과 전이를 가능하게 하고 또 사람들이 암의 생태를 이해할 수 있도록 기틀을 제공해주고 있다.

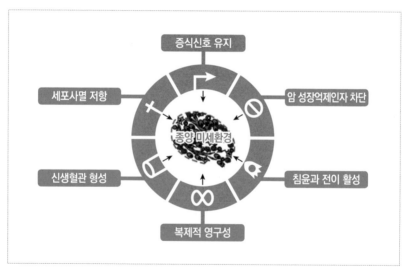

전통적 암의 특징 6가지

---

23. Hanahan D. Cell. 2000.

여섯 가지의 기초적인 특징들은 증식신호 유지, 암 성장억제인자 차단, 침윤과 전이 활성, 복제적 영구성, 신생혈관 형성, 세포사멸 저항을 말한다. 이러한 특징들은 암의 유전적 불안정성으로 인한 유전적 다양성에 의해 발생하게 된다. 이후 지난 10년간 암에 대한 이해가 깊어지고 개념들이 발전함에 따라 2011년에 하나한과 웨인버그는 두 가지의 특징과 두 가지의 성격, 그리고 종양 미세환경의 개념을 추가했다[24]. 추가된 떠오르는 특징은 세포 에너지활동 조절장애와 면역파괴 회피이고, 인정된 특징은 유전자 불안정 및 돌연변이와 종양촉진 염증반응이다.

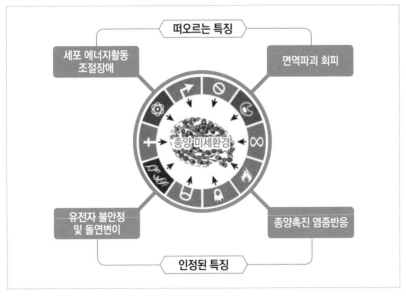

추가된 암의 특징

---

24. Hanahan D. Cell. 2011.

암세포는 그 자체의 특징 이외에도 고차원적인 복잡성을 가지고 있다. 그 복잡성은 종양 미세환경이 형성됨으로써 이러한 특징들의 획득에 기여하게 되는 특성을 지닌다. 이러한 개념들을 광범위하게 적용한 암에 대한 새로운 인식은 암을 치료하는 치료법 개발에 많은 영향을 미쳤다.

하나한과 웨인버그의 주장으로부터 알 수 있는 것은 일반적인 세포가 점차 종양 상태로 진화하면서 그들이 이러한 특징들을 얻게 된다는 개념이다. 또 인간 종양 발병의 다단계 과정이 초기의 암세포가 종양 덩어리를 형성하고 궁극적으로 악성이 심화되는 데 필요하다는 점이다.

하나한과 웨인버그는 또한 종양이 크기가 커지는 암세포의 단순한 덩어리 그 이상의 것이라는 것을 주장했다. 종양은 서로 상호작용에 참여하는 다양한 형태의 세포로 이뤄진 복잡한 조직이다. 간질(Stroma)의 종양으로부터 나와 모여 있는 일반 세포들이 종양생성에 능동적으로 참여한다는 것이다. 이러한 개념은 종양의 생리적인 특징이 단순히 암세포의 특징들을 나열하는 것만으로는 이해하기 어렵고, '종양 미세환경'이 종양생성에 기여하는 것을 아울러야 이해할 수 있게 된다.

⊙ 증식신호 유지

암세포는 증식하기 위해 외부 신호(성장인자의 형태로)로부터의 자극을 필요로 하지 않는다. 일반적으로 신체의 세포는 성장하고 분열하기 위한 신호로 작용하는 호르몬 및 기타 분자가 필요하다. 그러나 암세포는 이러한 외부 신호 없이 성장할 수 있다. 첫째는 자가 신호(Autocrine Signaling)를 직접 생산하는 것이다. 둘째는 이들 신호에 반응하는 신호 경로를 영구적으로 활성화함으로써 또는 이러한 신호의 과도한 성장을 막는 '스위치 끄기'(부정적 피드백)를 파괴함으로써 발생한다. 암세포는 이러한 신호들을 제어하거나 또 제어당하지 않음으로써 그들의 운명을 지배하게 된다. 그 신호들은 성장인자에 전해지고 세포표면의 수용체에 결합하게 된다. 그 후에 세포 간 신호전달 통로를 통해 세포주기로 신호가 전달되면 암세포가 성장하게 되는 것이다. 또한 정상적인 세포의 세포 분열은 엄격하게 통제되는 반면 암세포에서는 이들 과정을 조절하는 단백질이 변형돼 성장과 세포 분열이 증가하게 된다.

암세포에서의 유사분열 신호는 이해하기 쉽다. 암세포는 수많은 다양한 대체 경로로 증식 신호를 유지할 수 있는 능력을 얻을 수 있다. 암세포들은 성장인자 리간드를 스스로 만들어냄으로써 증식신호를 자가분비할 수 있게 된다. 그 대신에 암세포는 다양한 성장인자에 대한 보상으로 종양 주변 간질을 지지하고 있는 일반세포들을 자극하기 위해 신호를 보내야 한다.

⊙ 암 성장억제인자 차단

암세포는 일반적으로 이웃하는 세포들의 성장방해 신호에 대해 내성을 지닌다. 세포 분열을 엄격히 제어하기 위해 세포는 세포 성장과 분열을 방지하는 과정을 가지고 있다. 이러한 과정은 종양 억제 유전자로 알려진 단백질에 의해 조절된다. 이 유전자는 세포가 분열할 준비가 됐음을 확인하기 위해 세포에서 정보를 취해, 만약 DNA가 손상된 경우 분열을 정지시킨다. 암에서는 이 종양 억제 단백질이 세포에 심한 이상이 있어도 세포 분열을 효과적으로 방지하지 못하도록 변경한다.

증식을 계속하기 위해서 암세포들은 성장방해 신호들을 회피해야 하는데 일반적으로 성장방해 신호는 종양억제 유전자에 의해 활성화된다. 모든 종양 유형의 정보를 취합한 암 유전자 아틀라스(The Cancer Genome Atlas)에 따르면 p53이 암을 억제하는 유전자로 가장 빈번하게 사용됨을 알려주고 있다. RB 단백질1(Retinoblastoma Protein 1)은 종양을 억제하는 유전자로 첫 번째로 발견됐다. 다른 종양 억제자들은 p53의 결여와 상당 부분 연관된다. 사실 모든 종양의 50% 이상에서 p53의 종양 억제 능력 결여가 일어난다. 성장방해 신호는 치료와 신약개발에 있어서도 중요한 역할을 하는데, 예를 들어 인유두종 바이러스 양성인 식도암 환자에서 원래 형태의 p53을 보유하고 있을 경우 예후와 생존율이 좋아진다.

세포 과다 분열을 예방하는 또 다른 방법은 정상 세포는 세포가 공간을 채우고 다른 세포에 닿을 때 분열을 멈추는데 이는 '접촉 억제(Contact Inhibition)'로 알려져 있다. 하지만 암세포는 접촉 억제가 없으므로 주변 환경과 관계없이 계속 성장하고 분열한다.

많은 천연물들이 종양 억제인자들을 회복시키는 것을 표적으로 하고 있다. 그러므로 성장방해 신호를 활성화하는 접근들은 암 예방과 치료의 새로운 장을 열 것이다.

⊙ 세포사멸 저항

세포사멸(Apoptosis)은 프로그래밍된 세포사멸(세포 자살)의 한 형태로, 세포가 손상될 경우 죽는 메커니즘이다. 암세포는 이 기전에 저항할 수 있다. 세포는 스스로 파괴할 수 있는 능력을 가지고 있는데 이는 유기체가 신체의 조직을 유지하기 위해 적절하게 성장하고 발달하는 데 필요하며, 세포가 손상되거나 감염됐을 때 이 작용이 시작된다. 세포사멸은 노화되고 비정상인 세포들을 몸으로부터 제거하는 것을 말한다. 그러나 암에서 세포들은 스스로 제거되는 능력을 잃게 되고 무절제한 증식이 일어나게 된다.

암세포들은 가끔 세포사멸 활성화에 저항하는 역할을 하는 단백질들을 다량 보유하고 있는 것으로 발견된다. 세포사멸 회피는 종양의 발전과 진행에 도움을 주고 치료에 저항하기도 한다. 현재의 가장 빈번한 항암치료는 암세포의 세포사멸 경로를 활성화하는 화학, 방사능, 면역치료를 포함하고 있다.

⊙ 복제적 영구성

정상세포는 특정 분열 횟수 후에 사망한다. 하지만 암세포는 이 한계를 벗어나 무기한 성장과 분열(즉 불멸)이 가능하다. 불멸의 세포는 염색체가 손상돼 암세포가 될 수 있다. 일반적인 신체의 세포는 무제한으로 분열할 능력이 없고 세포 분열 횟수가 제한돼있다. 이러한 장벽의 원인은 주로 텔로미어(Telomeres)라고 알려진 염색체의 끝에 있는 DNA 때문이다. 텔로미어 DNA는 모든 세포 분열과 함께 짧아지고, 이렇게 짧아지면 노화가 활성화돼 분열을 멈춘다. 암세포는 텔로미어의 길이를 증가시키는 효소를 조작함으로써 이러한 장벽을 우회한다. 따라서 암세포는 노화를 시작하지 않고 무제한으로 분열할 수 있다.

복제하는 영구성은 지속적으로 자가 갱신을 하는 능력이다. 이것은 일반 균세포의 증식에는 반드시 필요하나 일반적인 신체세포에는 부적절하다. 따라서 일반적인 체세포가 유전적 손상을 입게 돼 이러한 능력을 얻게 된다면 자동적이고 공격적이며 치료에 저항하는 이상 현상이 축적되게 된다. 암을 예방하고 치료하는 천연물을 발전시키는 것은 복제 불멸성을 표적으로 하는 전략과 잘 어우러진다. 천연물을 사용함으로써 얻어지는 가장 큰 장점은 종양의 증식 능력을 약화시키는 반면 체내의 손상은 상대적으로 덜 초래한다는 점이다.

⊙ 신생혈관 형성

혈관신생은 새로운 혈관이 형성되는 과정이다. 암세포는 이 과정을 킥 스타트(Kick Start)할 수 있는 것으로 보이며, 이로써 암세포가 계속해서 산소와 다른 영양소를 공급받도록 한다. 신체의 정상적인 조직에는 폐에서 산소를 공급하는 혈관이 있다. 세포는 생존을 위해 충분한 산소를 얻기 위해 혈관과 가깝다. 새 혈관은 배아 발달, 상처 치료 및 여성 생식주기 동안 형성된다. 암세포는 자라면서 적절한 산소를 공급하기 위해 새로운 혈관을 필요로 하므로 이 정상적인 생리적 과정을 활용한다. '혈관신생 스위치(Angiogenic Switch)'를 활성화시켜 새로운 혈관 생성을 조율한다. 혈관 생성을 억제하는 인자의 생산을 감소시키고 혈관 형성을 촉진시키는 요인의 생산을 증가시킨다. 기존의 혈관이 확장되는 혈관신생은 혈관성장의 가장 중심 기전이다. 그렇기 때문에 이것은 종양생성의 기본이 된다. 종양 혈관신생은 신생혈관 형성인자와 억제인자 사이의 균형이 바뀌면서 시작된다.

종양이 더욱 진행된 단계에서는 종양에서의 유전적 불안정성이 신생혈관 형성인자의 형성을 억제하는 기전에 변이를 일으킨다. 그리고 간질세포는 또한 신생혈관 형성인자 생성의 중요한 원천이 된다. 종양 혈관신생의 다양한 요인들 때문에 종양 혈관신생의 다중표적 치료와 혈관 파괴를 동시에 진행하는 것이 더욱 효과적으로 보인다. 혈관신생 억제 치료에 식물 화학물질의 사용을 하는 것은 더 많은 연구가 필요하다.

⊙ 침윤과 전이 활성

암은 환자들의 사망을 유발하는 중요한 문제다. 다른 부위로의 암의 전이는 예후에 영향을 미친다. 전이는 암 환자 사망과 대부분 연관된다. 암세포가 성공적으로 이차적인 장소로 퍼지기 위해서 특정한 장애물들을 극복해야만 한다. 성공적인 전이는 침략적인 표현형을 얻게 되는 세포 기능에서의 수많은 변화와 관련이 있다. 전이 과정 중의 암세포는 우선 형태 변화를 통해 용이하게 이동하고 침투할 수 있는 모양으로 변신한다. 1차 전이 과정인 이동 과정에서는 이동하기 쉬운 모양으로 변화하는 것이고(상피간질 전환과정), 이동 과정을 마치고 새로운 전이 장소에 도착해서는 2차 형태 변화(간질상피 전환과정)을 통해서 새로운 전이암으로 자리 잡게 된다. 암세포의 형태 변화는 단순히 모양의 변화에 그치는 것이 아니다. 전이를 쉽게 하기 위한 암세포의 모양 변화는 암세포의 성질까지 함께 바꿔 놓아 결국 암세포의 전이력을 강화시키게 된다.

현재의 암치료법들에는 많은 부작용이 있다. 이러한 이유로 종양의 성장을 표적으로 하며 전이를 억제할 뿐만 아니라 독성이 적고 부작용이 적은 새로운 치료법을 개발하는 것이 절실히 필요하다. 식물화학물이나 다양한 천연물들이 침윤과 전이를 막는 데에 중요한 잠재력을 가지고 있다. 이러한 잠재력과 전략들은 암의 전이를 관리하면서 암의 많은 특징들에 긍정적으로 작용해 새로운 치료로 활용될 수 있는 기회를 얻고 있다.

◉ 세포 에너지활동 조절장애

대부분의 암세포는 에너지를 생성하기 위해 비정상적인 신진대사 경로를 사용한다. 와버그(Warburg) 효과(해당 과정이 항진되고 미토콘드리아의 산화적 인산화가 억제되는 것)를 보이는 암세포는 세포기질(Cytosol)에서 젖산 발효를 유도하고, 미토콘드리아가 정상적인 호기성 호흡을 완성하는 것을 막는다. 무절제한 대사는 많은 암세포가 당 섭취를 증가시키고 젖산을 만들어내는 현상을 보여주는 암의 특징이다. 가능한 많은 ATP를 생산하기 위해 포도당을 완전히 산화하는 대신에(물과 이산화탄소만 남음), 더 많은 암세포를 생성하기 위한 건축자재로 남긴다. 최근의 연구들은 암 생성과 동반되는 대사의 변화를 이해하는 데 초점을 맞추고 있다. 새로운 암 대사의 모드에서는 세포의 에너지 생산을 생합성 과정으로 보냄으로써 세포의 빠른 증식을 도와준다는 사실에 주목한다.

물론 여러 암과 관련된 대사 변화가 종양을 형성하고 생존하는 데 필요한 지질, 단백질, 핵산을 만드는 것에 도움을 주는 세포 성장과 연결돼있다. 암의 대사는 해당(解糖)경로를 과활성화시키고 세포 성장을 위한 벽돌로 사용되는 대사산물을 제공한다. 암에서의 해당작용과 세포 성장을 억제하기 위한 치료적 전략을 규명하기 위한 노력들이 행해지고 있다. 암의 대사를 조정하기 위한 잠재력을 가지고 있는 대부분의 표적 단백질과 경로들이 다른 특징들과는 어떠한 작용을 하는지 확인되지 않았다. 단식, 칼로리 제한, 운동 같은 암의 결과를 조정할 수 있는 간섭들이 암의 대사와 다른 암의 특징에 영향을 줄 수 있을 것으로 보인다.

⊙ 종양촉진 염증반응(Tumor-Promoting Inflammation)

버쇼우(Virchow)는 1863년에 신생물에서 백혈구의 존재를 관찰하고 암에서의 염증의 역할을 처음으로 발표했다. 염증 환경은 발암의 시작과 관련이 있는 세포 미세환경을 촉진시킨다. 만성 염증은 종양생성의 여러 과정과 연관돼있다. 염증은 종양이 생긴 장소의 DNA에 손상을 입힐 수 있는 활성산소(ROS)의 생성과 활성 질소의 생성에 기여함으로써 발암에 도움을 준다고 알려져 있다. 만성염증을 통해 생성된 활성산소와 알데하이드는 해로운 유전자 변이를 유도하고, 암과 관련된 단백질을 변형시킨다.

추가적으로 만성염증은 암의 진행과 직접적으로 관련된 면역계에도 영향을 미친다. 일반적인 상황에서는 대식세포, 과립세포, 지방세포, 치아세포, 림프구, NK세포 등과 같은 면역세포는 병원에 대항해 일차 방어선의 역할을 한다. 조직 파괴가 발생하면 대식세포와 지방세포는 특정 단백질과 사이토카인, 케모카인을 분비해 국소 체세포들을 활성화시켜 백혈구를 손상 조직으로 모아 병원을 파괴한다. 그러나 이러한 과정이 종양 미세환경에서 시작된다면 그들은 손상을 해결하지 못하고 손상된 조직은 만성염증으로 변하게 된다. 최근의 발견으로 많은 종류의 암을 유발하는 국소 만성 염증의 역할이 강조됐다. 염증은 혈관신생과 더 많은 면역 반응을 유발한다. 새로운 혈관을 형성하는 데 필요한 세포외 기질의 퇴화는 전이 확률을 증가시킨다.

⊙ 면역파괴 회피

종양은 조절세포를 분비하고, 결함 항원 제시, 면역 억제 중개 등의 다양한 기전을 통해서 면역의 공격을 피한다. 현재의 면역 치료는 세포 표적, 분자 표적, 백신 치료, 식물 화학물 치료, T세포 치료, 면역기능 조절 항체 등의 방법으로 접근한다.

하지만 식물 화학물 치료는 인체에서의 낮은 흡수율과 빠른 대사와 분비 때문에 쉽지만은 않다. 식물 화학물을 면역 회피를 막는 데에 사용하기 위해서는 더욱 많은 연구가 필요하고, 어떤 식물 화학물질이 항종양 효과가 있을지 결정하는지에 대해서도 연구가 필요하다.

⊙ 종양 미세환경에서의 조직의 상호작용

암의 미세환경은 암 생성의 원인이자 결과물이다. 그리고 이것은 암세포와 주변 세포 사이에 직·간접적으로 상호작용해 암의 진행에 영향을 주는 요소를 분비하는 호스트 세포로 구성돼있다. 다시 말해 종양 미세환경은 종양세포 증식, 성장, 대사, 혈관신생, 침윤 및 전이와 같은 다양한 암 진행과정에 영향을 끼친다.

이러한 종양 미세환경을 억제하기 위한 접근으로 중요한 항암 활동을 하는 것으로 밝혀진 천연물을 연구하는 데에 집중해야 한다. 일부 천연물들은 일반적으로 종양생성과 미세환경에 영향을 미치고 다른 것은 활성산소와 대식세포, 콜레스테롤 합성, 섬유화, 염증, 면역신호와 같이 특정한 표적을 가지기도 한다. 이러한 접근은 천연물 화학 성분의 혼합물이 특정한 표적에 작용하는 것을 기대할 수 있다. 또한 이것은 암의 치료와 예방에서 종양 미세환경을 조절할 수 있을 것이다.

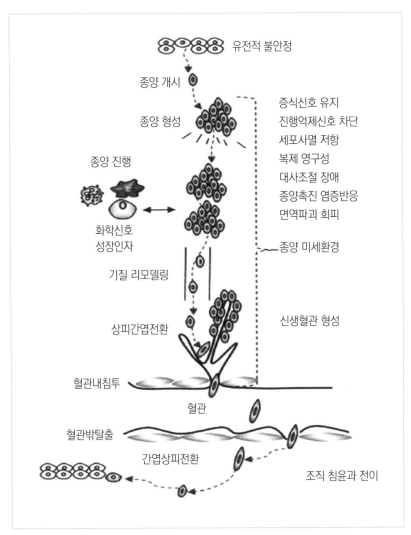

유전적 불안정

종양 개시

종양 형성

증식신호 유지
진행억제신호 차단
세포사멸 저항
복제 영구성
대사조절 장애
종양촉진 염증반응
면역파괴 회피

종양 진행

화학신호
성장인자

종양 미세환경

기질 리모델링

신생혈관 형성

상피간엽전환

혈관내침투

혈관

혈관밖탈출

간엽상피전환

조직 침윤과 전이

암의 진행 및 전이과정

이상의 암의 11가지 특징들을 바탕으로 암의 진행 및 전이과정을 케이스 블록(Keith Block) 외 몇 명이 요약, 정리한 것이 53페이지의 그림이다.[25]

암의 특징들에 대한 천연물의 접근

암의 특징 이론에 따라 각각 암의 특징들을 표적으로 하는 치료법들을 사용하기 위한 연구가 활발히 진행되고 있다. 하지만 암세포의 표적들은 단순하게 독립돼있지 않고 암세포의 유전자 이면에 숨어있는 복잡한 세포신호 네트워크가 존재한다[26].

암의 특징(표적)	치료적 접근
증식신호 유지	상피세포 성장인자 수용체 억제제(Epidermal Growth Factor Receptor Inhibitors)
암 성장억제인자 차단	사이클린의존성 인산화효소 억제제(Cyclin-Dependent Kinase Inhibitors)
침윤과 전이 활성	HGF 단백 및 수용체 억제제(Inhibitors of HGF/c-Met)
복제적 영구성	텔로머라제 억제제(Telomerase Inhibitors)

---

25. Block KI. Semin Cancer Biol. 2015.

26. Quaranta V. Sci signal. 2013.

신생혈관 형성	혈관내피세포 성장인자 신호 억제제(Inhibitors of Vascular Endothelial Growth Factor Signaling)
세포사멸 저항	전세포사멸 BH3 모방체(Proapoptotic BH3 Mimetics)
세포 에너지활동 조절장애	호기성 해당과정 억제제(Aerobic Glycolysis Inhibitors)
암 면역억제 차단	면역활성 항 CTLA4 단클론 항체(Immune Activating Anti-CTLA4 mAb)
유전자 불안정 및 돌연변이	다중 ADP-리보스 중합효소 억제제(Poly ADP Ribose Polymerase Inhibitors)
종양촉진 염증반응	선택적 항염증 약물들(Selective Anti-Inflammatory Drugs)

이러한 복잡한 네트워크를 표적으로 하는 약을 개발하기 위한 연구가 진행되고 있으며 각종 사이토카인, 케모카인, 성장인자, 전사인자그리고 프로테옴(특정한 상황에서 만들어지고 작용하는 단백질)들의 상호의존은 암의 예방 및 치료와 연관성이 높아 이러한 계통 생물학적 접근을 더 매력 있게 만들어준다. 이로 인해 암에 대한 넓은 스펙트럼적 접근(Broad Spectrum Approach)이 중요해지게 됐다. 또한 암 성장의 증식, 세포사멸, 치료저항, 면역침식, 혈관신생, 전이, 세포 간 상호작용, 분화, 불멸성 등의 경로들을 표적으로 하는 천연물의 접근은 매우 효율적이고 발전 가능성이 큰 분야임이 틀림없다.

할리팩스 프로젝트(Halifax Project)란 캐나다에서 180여 명의 연구자들이 진행한 암에 대한 연구다. 그들의 목표는 암의 11개의 특징에 대한 천연물을 활용한 광범위 스펙트럼 전략이었다. 암의 특징별로 11개의 팀으로 나눠 각각의 팀마다 우선적인 표적을 선정하고 그것에 대한 치료적인 접근을 했다. 그 결과 광범위 스펙트럼 접근을 위해 중요한 74개의 암 표적이 선정됐고, 60가지의 치료제가 선정됐다. 이에 대

해 분석을 해보면 66.7%의 경우에는 표적과 치료제가 서로 항암효과
를 보상하면서 작용했고, 불과 3.9%의 표적과 1.1%의 치료제만이 다
른 암 특징들에서 암을 촉진하는 효과가 있었다[27].

암의 특징	작용약물
암 성장억제인자 차단	녹차추출물(EGCG), 고삼 잎 추출물(Luteolin), 강황(Curcumin), 콩 성분인 제니스테인(Genistein), 포도의 성분인 레스베라트롤(Resveratrol), 메밀 추출물(Withaferin A), 청대의 성분인 데구에린(Deguelin)
면역파괴 회피	영지버섯(Ganoderma Lucidum), 구름버섯(Trametes Versicolor), 황기(Astragalus Membranaceus), 표고버섯(Lentinus Edodes), 갑각류, 어류의 함유 성분인 아스타잔틴(Astaxanthin), 포도 폴리페놀 레스베라트롤 아날로그인 HS-1793(Polyphenol Resveratrol Analog HS-1793)
복제적 영구성	텔로머라제 길항제인 메텔스탯(Metelstat), 제니스테인(Genistein), 감귤(Perillyl Alcohol), 유방암 신약 팔보시클립(Palbociclib), 디나시클립(Dinaciclib), 강황(Curcumin), 녹차추출물(EGCG)
종양촉진 염증반응	강황(Curcumin), 레스베라트롤(Resveratrol), 녹차추출물(EGCG), 제니스테인(Genistein), 토마토의 대표성분인 라이코펜(Lycopene), 안토시아닌(Anthocyanins)
침윤과 전이 활성	흰들버섯(Agaricus Blazei), 다발구멍장이버섯(Albatrellus Confluens), 동충하초(Cordyceps Militaris), 영지버섯(Ganoderma Lucidum), 복령(Poria Cocos), 엉겅퀴(Silybum Marianum), 감마리놀릭산과 에이코사펜타에노산(together with Diet-derived Fatty Acids Gamma-Linolenic Acid and Eicosapentaenoic Acid)
신생혈관 형성	뇌공등(Oleanoic Acid, Tripterine), 엉겅퀴추출물인 실리비닌(Silibinin), 강황(Curcumin), 녹차추출물(EGCG), 캠페롤(Kaempferol), 멜라토닌(Melatonin), 아마인(Enterolactone), 메밀추출물(Withaferin A), 레스베라트롤(Resveratrol)

---

27. Block KI. Semin Cancer Biol. 2015.

유전자 불안정 및 돌연변이	비타민 D, B, 셀레늄(Selenium), 카로티노이드(Carotenoids), PARP 억제제(PARP Inhibitors), 레스베라트롤(Resveratrol), 십자화과 채소 함유 성분인 이소티오시아네이트(Isothiocyanates)
세포사멸 저항	목화 함유물인 고시폴(Gossypol), UMI-77, 녹차추출물(EGCG), 미역줄나무(Triptolide), 피부암 치료제인 PXD(PXD), 혈액암 치료제인 셀리넥서(Selinexor), EGFR과 Akt 억제제(Inhibitors of EGFR and Akt)
증식신호 유지	강황(Curcumin), 제니스테인(Genistein), 레스베라트롤(Resveratrol)
종양 미세환경	종양생성 및 미세환경에 전반적 영향을 미치는 황련의 주성분인 베르베린(Berberine), ROS 표적의 레스베라테롤(Resveratrol)과 대황의 성분 데소시라폰티제닌(Desoxyrhapontigenin), 대식세포 전환물질인 양파의 오니오닌 A(Onionin A)와 인돌레아민(Indoleamine 2,3-Dioxygenase), 수지상세포 조절 녹차추출물((EGCG), 콜레스테롤 합성 제니스테인(Genistein), 섬유화에 작용하는 자몽성분인 나린제닌(Naringenin), 염증과 면역신호에 작용하는 후추성분인 피페린(Piperine)과 JAK 신호에 작용하는 야생생강 성분인 제럼본(Zerumbone)

항암 전통약물

매년 수십억 달러가 넘는 비용이 암 연구에 사용되고 있지만, 암의 발병률과 생존율은 투자에 비해 큰 성과가 없는 실정이다. 새로운 연구가 전통약물을 초점으로 해 진행되고 있다. 수천 년간 사용된 전통적인 약물이 안전하고 이용 가능하지만 그것들의 효율과 작용기전은 아직 확실하게 연구되지 않았다. 전통의학의 약물이 효과적이고 어떻게 작용하는지를 보여줌으로써 암의 치료와 예방에 대해 접근할 수 있다고 본다. 한의학에서 항암효과를 나타내는 것을 항암본초라고 하는데, 앞서 제시한 암의 특징 11가지를 표적으로 하는 항암 전통약물들에 대한 연구가 활발히 진행되고 있다[28].

표적	항암본초
염증성 사이토카인	
TNF-α	강황, 목향, 아출, 건칠, 금은화, 상황버섯, 현호색, 황련, 우방자, 익모초, 어성초
IL-1	강황, 목향, 건칠, 우방자
IL-4	아출
IL-6	강황, 상황버섯, 현호색, 금은화, 우방자, 익모초
IL-8	강황, 목향, 삼릉, 금은화, 익모초
염증, 산화	
NF-κB	강황, 유향, 알로에, 마늘, 목향, 황금, 건칠, 현호색, 화살나무, 인삼, 뇌공등, 금은화, 대황, 우방자, 익모초, 부처손
COX-2	강황, 유향, 황금, 건칠, 상황버섯, 현호색, 인삼, 뇌공등, 금은화, 대황, 어성초, 부처손
iNOS	강황, 상황버섯, 인삼, 우방자, 금은화, 어성초, 부처손
NO	목향, 유향, 건칠, 상황버섯, 현호색, 우방자, 어성초
Nrf-2	강황
침윤/전이	
MMPs	강황, 유향, 알로에, 상황버섯, 화살나무, 아위, 뇌공등, 대황, 부처손
CXCR4	강황, 뇌공등
단백질 키나아제	
AKT	강황, 반지련, 건칠, 상황버섯, 패장, 아위, 인삼, 뇌공등, 겨우살이, 대황
MAPK	강황, 유향, 목향, 황금, 건칠, 상황버섯, 형호색, 아위, 인삼, 겨우살이, 금은화, 대황, 우방자
PKC	강황, 의이인, 화살나무, 대황

---

28. Yoon SW. Integr Cancer Ther. 2014.

세포사멸	
Bcl-2	강황, 반지련, 용규, 단삼, 상황버섯, 패장, 뇌공등, 금은화, 황련, 대황, 동충하초, 백화사설초, 어성초, 부처손
Bcl-xL	강황, 뇌공등
Bax	반지련, 건칠, 뇌공등, 겨우살이, 금은화, 황련, 대황, 백화사설초, 어성초, 부처손
Survivin	유향, 뇌공등
Caspases	알로에, 황기, 건칠, 상황버섯, 화살나무, 아위, 뇌공등, 겨우살이, 금은화, 황련, 대황, 백화사설초, 어성초, 곤포, 부처손, 반지련
성장인자	
EGF	강황
TGF-β	강황
VEGF	강황, 유향, 뇌공등, 대황
Her2/neu	알로에
수용체	
Androgen Receptor	강황, 알로에
EGF-R	강황
Estrogen receptor α	강황
Fas-R	강황
VEGF-R	상황버섯, 아위, 뇌공등, 대황
세포분열주기	
p53	강황, 황금, 단삼, 상황버섯, 패장
p27/p21	대추, 건칠, 아위, 상황버섯, 대황, 곤포
Cyclin D1	강황, 유향, 건칠, 상황버섯, 아위, 뇌공등, 황련, 대황, 우방자, 곤포
기타	
TOPO II	복령, 계혈등
Histone deacetylase	강황

최근에는 계통생물학(Bioinformatics)과 네트워크 약리(Network Pharmacology) 시스템을 통해 한약의 항암기전을 밝혀내려는 시도도 이뤄지고 있다[29]. 한 연구에서는 154명의 위선암 4기 환자들을 대상으로 한약의 효능 및 기전에 관해 네트워크 약리 시스템을 이용해 접근했다. 한약 처치군 58명과 한약 무처치군 96명의 중앙생존값을 비교해 본 결과 처치군의 생존기간이 18개월, 무처치군의 생존기간이 9개월로 한약 처치군이 유의하게 높은 결과를 보였다.

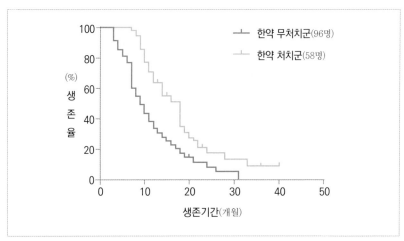

위선암 4기 환자들을 대상으로 한 한약 처치군과 무처치군의 생존율 분석

또 한약 사용군에 있어서 다빈도로 공통적으로 활용된 13가지의 한약이 네트워크 약리에서 제시하는 37가지 유전자에 미치는 영향을 증식과 전이, 그리고 생존율과의 연관성으로 나눠 다음과 같이 수치화했다. 증식기능점수는 감초, 반지련, 황금, 당삼 순으로, 전이기능점수는

---

29. Gao L. Medicine. 2016.

감초, 반지련, 시호, 황금, 백화사설초 순으로, 생존율과의 연관성은 백화사설초, 울금, 후박, 토패모 순으로 높았다.

항암본초	증식(Proliferation) 기능 점수	전이(Metastasis) 기능 점수	생존율과의 연관성
감초	39.775	19.572	0.380
반지련	13.321	8.773	0.293
황금	11.206	6.900	0.360
당삼	8.615	5.401	0.390
시호	7.495	8.037	0.344
백화사설초	6.171	6.295	0.458
석견천	5.586	4.404	0.306
오약	5.085	3.481	0.322
상육	4.368	0.732	0.380
울금	4.255	4.636	0.417
토패모	2.283	3.183	0.399
백영	1.492	0.509	0.301
후박	0.146	0.033	0.401

* 점수가 높을수록 긍정적인 역할을 함

또한 이를 전이 및 증식과 관련된 위선암 유전자들과의 상관성에 대해 네트워크 분석을 한 결과 증식과 관련돼서는 GSPT1, CDK4, EGFR, FGFR2, ErbB2, MYC 등의 순으로 높았고, 전이와 관련돼서는 MMP 12, 14, 3, 7, 1, COL1A1 등의 순으로 높았다.

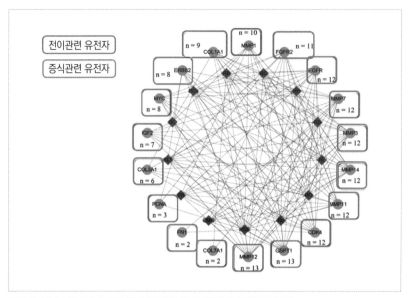

전이 및 증식과 관련된 위선암 유전자들과의 상관성에 대한 네트워크 분석

종양 미세환경

통합암치료의 "종자" 발전 억제 효능

통합암치료의 "토양" 종양성장능력 억제 효능

통합암치료의 종양 미세환경 개선 효능

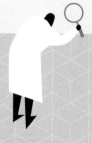

제 3 장

암의 환경을 개선하는
통합암치료

종양 미세환경

종양 미세환경(Tumor Microenvironment)은 암의 진행과 전이에 있어서 결정적인 역할을 하는 중요한 복합체다. 종양 미세환경 내의 면역세포들은 종양 면역억제 환경(Tumor Immunosuppressive Microenvironment)을 만들어 면역을 약화시키고 종양생성을 돕는다. 또한 종양 미세환경의 저산소, 산성환경, 고삼투성, 염증 사이토카인과 같은 나쁜 자극인자들은 종양 면역억제 환경의 생성을 돕는다. 암 면역편집(Tumor Immunoediting) 이론에 따르면 종양 면역억제 환경은 암세포와 면역억제 인자들을 생성해 면역세포의 형질을 전환시킴으로써 그들의 항종양 기능을 감소시키게 만든다[30][31].

반면 종양 면역억제 환경 내의 면역억제 세포들은 신생혈관 형성, 림프관형성 등을 촉진해 종양의 발전과 전이에 있어서 매우 중요한 역할을 담당한다. 따라서 종양 면역억제 환경을 개선시키는 것은 암치료의 전반적 과정에 있어서 매우 중요하다.

1889년 영국의 외과의사이자 병리학자인 파젯(Paget)은 "종자와 토양" 이론을 제시하면서 암세포의 전이 성향에 대해 처음으로 설명했다. 여기서 "종자"는 암세포를, "토양"은 암세포가 자라나는 환경을 은유하

---

30. Dunn GP. Nat Immunol. 2002.

31. Dunn GP. Annu Rev Immunol. 2004.

는 표현이다[32 33]. 좀 더 구체적으로 살펴보면, 종양세포, 종양줄기세포, 전이성 종양세포 등이 대표적인 "종자"이며, 간질세포, 세포외기질, 세포인자, 산성 화학인자, 산소결핍, 간질고압환경 등이 대표적인 "토양" 이다. 따라서 종양과 그 미세환경은 "종자"와 토양"의 복합물이라 할 수 있다.

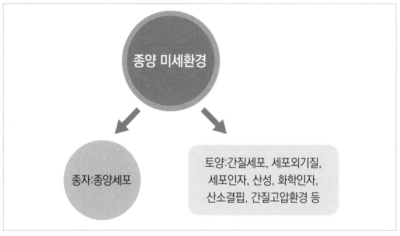

종양 미세환경의 종자 및 토양 이론

종양 미세환경은 종양억제 및 신생혈관 형성 인자(예 : IL-6, IL-10, TGF-β, MMPs, VEGF) 생성 증가, 종양억제 염증 사이토카인(IL-2, TNF-α, INF-γ) 감소, 면역억제세포증식, 종양줄기세포 성장, 항암세포억제 현상 등을 증가시켜 종양생성, 신생혈관생성, 림프관형성, 종양세포외기질 개조 및 종양 진행과 전이를 유도한다.

---

32. Paget S. Cancer Metastasis Rev. 1889.

33. Mathot L. Cancer Sci. 2012.

종양 미세환경은 종양 생성과 진행을 촉진하며 구체적으로는 다음과 같다.

- 종양성장 촉진(Promoting Tumor Cell Proliferation)
- 종양줄기세포의 침습증식성 촉진(Promoting the Oncogenicity of Cancer Stem-like Cell)
- 종양면역억제 미세환경 형성(Promoting Tumor Immune Suppressive Microenvironment)
- 종양혈관형성 및 림프관생성 촉진(Promoting Angiogenesis and Lymphangiogenesis)
- 종양침윤과 전이 촉진(Promoting Tumor Invasion and Metastasis)

통합암치료의 "종자" 발전 억제 효능

⊙ 종양세포 성장 억제

통합암치료는 종양세포의 성장을 억제한다. 대표적인 약물로는 백화사설초를 들 수 있다. 이는 소화기암종에 뛰어난 효과를 내는 한약으로 대장암 세포에 대해 STAT3 단백의 인산화 억제를 통한 세포사멸 유도를 이끈다[34].

---

34. Cai Q. Int. J. Mol. Sci. 2012.

⊙ 종양세포 면역억제형질 전환

통합암치료는 종양세포 면역억제형질을 전환시키는 효능을 가진다. 대표적으로는 종양세포가 면역세포에게 잘 탐지되게 하는 주조직적합성 복합체(MHC) 분자발현을 촉진하는데, 예를 들어 건비해독방은 간암세포의 MHC -I/II 분자발현을 촉진시키고 종양이식생쥐의 생존기간을 연장시킨다[35]. 또 세포사멸을 유도하는 대표적인 단백인 Fas의 발현에 있어서 양위항암과립은 위암세포주(MGC-803)에 대해 Fas 발현을 증가시키고 FasL의 발현을 감소시키는 효능을 가진다[36]. 종양면역과 관련돼 가장 광범위하게 사용되는 황기의 다당은 악성 흑색종세포의 암 증식과 관련된 PD-1 단백의 발현을 감소시키는 효능을 가진다[37].

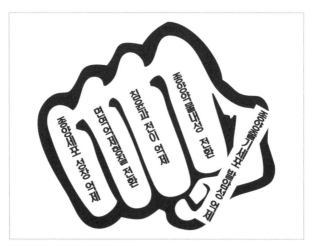

통합암치료의 "종자" 발전 억제 효능

---

35. Li Y. Zhong Yao Cai. 2014.

36. Li J. Int Immunopharmacol. 2008.

37. Wang J. AUTMSPS. 2014.

⊙ 종양세포의 침윤과 전이 억제

통합암치료는 종양세포의 침윤과 전이를 억제하는 효능이 있다. 종양세포는 세포 간 접촉반응에 필요한 E-카드헤린(E-cadherin) 발현을 감소시키고 N-카드헤린(N-cadherin)과 비멘틴(Vimentin)의 발현을 증가시키는데, 폐암치료 한약제제인 폐류평고(황기, 당삼, 사삼, 행인, 길경, 패장초, 백화사설초 등)는 E-카드헤린 발현을 증가시키고 N-카드헤린과 비멘틴, 그리고 MMP-2/9의 발현을 감소시켜 폐암의 침윤과 전이를 억제시킨다[38].

⊙ 종양세포의 약물내성 전환

또한 통합암치료는 종양세포의 약물내성 전환 효능을 가진다. 좌금환(황련, 오수유)이라는 한약은 대장암의 세포 및 동물모형에 있어서 L-OHP, DDP, 5-FU, MMC 등의 항암제에 대해 P-글라이코프로테인(P-glycoprotein)과 DR1 단백의 발현을 억제함으로써 P-글라이코프로테인 매개 다약제내성(MDR)을 개선시킨다[39].

⊙ 종양줄기세포 발암성 억제

마지막으로 통합암치료는 종양줄기세포의 발암성을 억제하는 효능을 가진다. 종양줄기세포는 면역반응을 억제시키고 치료 내성을 가지는 악성 조성의 암세포다. 베타-엘레멘(β-elemene)이라는 건칠의 성분은

---

38. Li W. BMC Complement Altern Med. 2014.

39. Sui H. Evid Based Complement Alternat Med. 2013.

유방암 내성 단백(BCRP)을 감소시키고 MCF-7/ADM 유방암세포(아드리아마이신 내성)의 구체 형성률을 억제함으로써 종양 발암성을 감소시킨다[40].

통합암치료의 "토양"
종양성장능력 억제 효능

⊙ 세포외기질 감퇴 억제

통합암치료는 세포외기질 감퇴를 억제하는 효능을 가진다. 종양조직

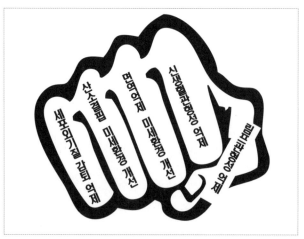

통합암치료의 "토양" 종양성장능력 억제 효능

---

40. Dong Y. Genet Mol Res. 2015.

에서 분비되는 금속기질분해효소(MMPs)는 종양 침윤과 전이와 관련이 돼있는 세포외기질 감퇴에 있어서 결정적인 역할을 한다. 황금의 주성분인 바이칼레인(Baicalein)은 NF-κB 신호전달을 억제함으로써 난소암에서의 MMP-2의 발현을 억제하는 효능이 있다[41].

⊙ 산소결핍 미세환경 개선

통합암치료는 산소결핍 미세환경을 개선시키는 효능이 있다. 저산소 미세환경은 종양세포에서 침윤과 전이 및 신생혈관 형성을 유도한다. 웅담, 사향, 삼칠근 등으로 구성된 편자황이라는 한약은 HCT-8 결장 직장암 세포주에서 HIF-1α 신호전달을 활성시켜 산소결핍 미세환경을 개선시키고 신생혈관 형성을 억제하는 효능을 가진다[42].

⊙ 면역억제 미세환경 전변

또한 통합암치료는 면역억제 미세환경을 전변시킨다. 암과 싸우는 항암면역세포인 T세포나 NKT 세포는 T세포의 활동을 방해하는 생체 면역제어 T세포(Treg)와 종양을 돕는 골수 유래 억제세포(MDSC)의 감소에 의해 생산이 증가된다. 염증관련 사이토카인 증가와 면역억제 사이토카인 감소는 M2 대식세포에서 M1 대식세포로의 형질전환과 조절 수지상세포의 성숙 수지상세포로의 항암기능을 도와준다.

대표적인 약물로는 생체 면역제어 T세포 억제를 통해 세포독성 T 림

---

41. Hao Y. Anticancer Drugs. 2015.

42. Chen H. Evid Based Complement Alternat Med. 2015.

프구를 개선시키는 폐염녕방, 대식세포 M2를 M1으로 전변시키는 오미자, 동충하초, 영지버섯, 삼기부정약침, 부정해독방, 정상수지세포를 성숙수지세포로 변환시키는 건비익신방, 폐류평고, 골수유래 억제세포 억제를 통해 자연살해 T세포의 항암 활성능을 상승시키는 인삼, 삼칠근, 소간건비방, Th1/Th2 세포의 조절을 통해 염증 사이토카인 분비를 활성화시켜 항암효능을 높이는 황기, 천궁, 부정억암방, 애적약침 등이 있다.

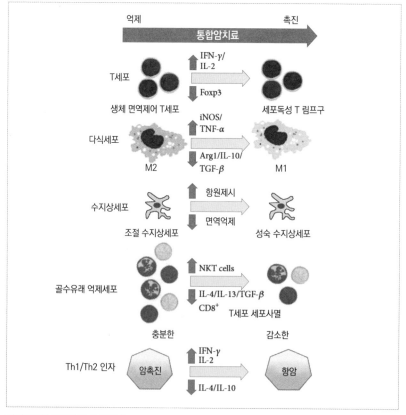

면역세포와 종양억제 미세환경

◉ 종양 신생혈관 형성 억제

통합암치료는 종양신생혈관 형성을 억제하는 효능을 가진다. 대황에서 추출된 에모딘 성분은 신생혈관과 관련된 MicroRNA Mir-55, Mir-10 및 Mir-0bdmf를 조절하면서 췌장암세포의 신생혈관 형성을 억제함이 밝혀졌다[43].

◉ 림프관 형성 억제

또한 통합암치료는 림프관 형성을 억제하는 효능을 가진다. 황금에서 추출한 오고닌은 VEGF-C 유도 림프관 형성을 VEGFR-3 인산화를 감소시키면서 억제하는 것으로 밝혀졌다[44].

---

43. Lin S. Mol Med Rep. 2015.

44. Yoshiyuki K. Phytomedicine. 2013.

통합암치료의
종양 미세환경 개선 효능

통합암치료는 다표적으로 종양을 공격하고 종양과 관련된 대사를 조절한다는 특징을 가진다. 종자(종양) 부분에서는 종양세포와 종양줄기세포의 증식 억제, 침윤과 전이 방지, 약물내성 억제, 면역억제형질 전환 등의 효능을 가지고, 토양(환경) 부분에서는 세포외벽기질 침윤 억제, 저산소 미세환경 개선, 신생혈관 및 림프관 형성 억제, 면역억제 환경 개선 등의 효능을 가진다. 이를 도식화하면 다음과 같다[45].

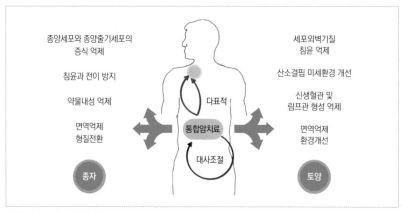

통합암치료의 종양 미세환경 개선 효능

최근 연구에서는 어혈을 제거해주는 대표적인 한약처방인 혈부축어탕(도인, 당귀, 생지황, 홍화, 우슬, 지각, 적작약, 길경, 천궁, 시호, 감

---

45. Li J. Biomed Res Int. 2015.

초)이 U251 교모세포종에 대해 기질세포와 종양세포 축을 조절하는 CXCL12와 CXCR4 및 세포외기질 퇴축에 관여하는 MMP2, MMP9 단백발현 억제에 의한 종양 미세환경 조절을 통해 침윤과 전이를 막아준다는 사실을 발표했다[46]. 또한 상해 복단대병원에서 췌장암치료에 사용하는 대표적인 처방인 청이화적방(사육곡, 백화사설초, 반지련, 교고란, 백두구)이 어혈동물모델에서 종양 관련 섬유아세포에서 분비하는 SDF-1과 종양관련 대식세포 유도물질인 CCL5의 분비를 억제함으로써 종양의 성장을 억제함을 확인했다[47].

---

46. Liu J. Onco Targets Ther. 2016.

47. Chen Z. Evid Based Complement Alternat Med. 2012.

폐암의 통합암치료

유방암의 통합암치료

위암의 통합암치료

결장직장암의 통합암치료

자궁경부암의 통합암치료

간암의 통합암치료

췌장암의 통합암치료

전립선암의 통합암치료

식도암의 통합암치료

방광암의 통합암치료

난소암의 통합암치료

악성 림프종의 통합암치료

비인두암의 통합암치료

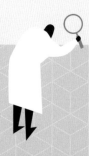

제 **4** 장

암종별
통합암치료

폐암의
통합암치료

폐암은 사망률이 가장 높은 암으로 2015년 중앙암등록본부 통계에 의하면 전체 암 사망자의 22.6%인 17,399명이 폐암으로 사망한 것으로 발표됐다. 폐암은 조직학적으로 크게 소세포폐암과 비소세포폐암으로 구분할 수 있는데 비소세포폐암이 전체 폐암의 80%가량을 차지하며 근치적 절제술이 최선의 치료 방법으로 알려져 있다. 그러나 실제 수술이 가능한 경우는 1/4에 불과하며, 대부분의 환자들이 진단 당시 이미 국소진행성 또는 전이성 병기로 발견된다.

폐암은 초기 증상이 거의 없고, 어느 정도 진행한 후에도 감기 비슷한 기침과 객담(가래) 외의 별다른 증상이 나타나지 않는 경우가 많아서 진단이 매우 어렵다. 또한, 암이 발생한 위치에 따라 증상도 다르게 나타난다. 폐나 기관지에 국소적으로 암종이 커질 경우 기침, 객혈, 호흡곤란, 흉통 등이 발생할 수 있고 후두신경이 침범될 경우 쉰 목소리가 발생할 수 있으며 식도에 침범될 경우 연하곤란 및 상대정맥 증후군이 발생할 수 있다. 뇌로 전이될 경우 뇌기능 장애와 두통, 구토가 동반되며 뼈 전이가 발생할 경우 뼈의 통증이 동반될 수 있다. 암세포 자체에서 생성되는 물질에 의해서 식욕부진, 발열, 이상 호르몬 생성이 발생할 수 있다.

폐암에 있어서는 적극적인 수술, 항암화학, 방사선, 표적치료가 가능한 경우, 통상치료의 부작용 완화, 치료효과의 상승작용, 생존율 향상 등을 목적으로 통합치료를 권고한다. 그리고 협진치료가 불가능한 경우 종양성장억제, 증상완화, 생존율 향상의 목적으로 통합암치료를 권고한다.

통합암치료는 수술 전후 과정, 항암, 방사선, 표적치료 등의 치료를 받는 환자에게 치료로 인한 부작용 감소, 신체 기능 회복 촉진, 증상 개선, 삶의 질 향상을 목적으로 사용된다. 통합치료는 삶의 질이 저하돼 통상치료가 어렵거나 합병증으로 항암요법 시행이 어려운 경우 이를 극복하고 항암치료를 원활하게 수행하고자 항암화학요법 시기에 진행된다. 전이재발 억제치료는 수술 후 보조요법이 필요 없거나, 이미 보조 치료를 모두 마친 환자에게 전이재발 억제, 증상 개선, 삶의 질 향상을 위해 시행된다. 유지치료는 방사선, 항암 치료 후 종양이 남아있는 경우에 종양 성장억제, 병의 진행 억제, 다음 단계의 항암, 방사선 치료를 위한 준비, 삶의 질 향상, 생존기간 연장을 목적으로 시행된다. 한의치료는 수술, 항암, 방사선, 표적치료 등의 통상치료가 불가능한 환자에게 종양 성장억제, 증상경감, 삶의 질 향상, 생존기간 연장을 목적으로 시행된다.

방사선 치료로 인해 방사선성 폐렴, 혈구 감소 등의 부작용이 나타나는데, 황기를 포함한 한약을 병용한 경우에 방사선 폐렴은 단독 치료군에 비해 53% 감소했으며, 백혈구 감소는 51% 줄어든 것으로 나타났다[48]. 8편의 무작위대조군 연구 논문을 메타 분석한 결과, 항암화학요법으로 유발된 오심과 구토에 대해서는 대조군에 비해 침구 요법이 현저

---

48. He H. Evid Based Complement Alternat Med. 2013.

하게 감소시키는 효과를 보였다. 자침 요법, 약침 요법, 피내침 요법, 뜸요법 모두에서 현저한 효과가 있었으며, 뜸 치료에서 가장 효과가 좋은 것으로 나타났다. 각 무작위대조군 연구에서 다양한 혈자리를 사용했지만, 그중 많은 연구에서 족삼리, 합곡, 폐수, 극문, 내관 등의 혈자리를 사용했다[49]. 또한 전침 치료 역시 항암화학요법으로 유발된 급성 구토에 효과가 있음이 밝혀졌으며, 환자 자신이 경혈을 자극하는 것 역시 급성 구토를 예방하는 효과가 있었다[50]. 항암화학요법의 대표적인 부작용인 오심과 구토는 한약과 항암화학요법의 병용 치료군에서 항암화학요법 단독 치료군에 비해 76% 감소했다. 또한 헤모글로빈, 백혈구, 혈소판의 감소 역시 항암화학요법과 한약의 병용치료 군에서 유의미하게 개선되는 것을 확인할 수 있었다. 다양한 논문에서 각각 다른 한약으로 효과를 증명했으나, 특히 자주 사용된 처방으로는 생맥산(인삼, 오미자, 맥문동), 부정해독방, 부정강역방 등이 있다[51]. 암의 치료는 종양의 병기에 따라서 다르게 치료하는 것이 원칙이며, 이에 따른 보조 치료 역시 상황에 알맞게 적용해야 한다.

49. Chen HY. BMC Complement Altern Med. 2013.

50. Ezzo JM. Cochrane database syst. 2006.

51. Li SG. PLoS One. 2013.

유방암의
통합암치료

2016년에 발표된 중앙암등록본부 자료에 의하면 유방암은 남녀를 합쳐서 18,381건, 전체 암 발생의 8.5%로 5위를 차지했다. 유방암은 대부분 유관과 소엽의 세포에서 기원하는 암을 지칭한다. 유관과 소엽에서 발생하는 유방암은 침윤정도에 따라 다시 침윤성 유방암과 비침윤성 유방암으로 나눌 수 있다.

과거에는 유방암의 원인으로 가족력, 빠른 초경, 늦은 폐경, 늦은 임신, 수유하지 않은 임부, 여성호르몬 복용자, 과음여성, 비만 등이 거론됐으나, 최근 서구화된 음식문화와 생활패턴으로 인해 유방암 발생이 증가하는 경향을 보이고 있다.

유방암 초기에는 대부분 특별한 증상은 없는 경우가 많다. 가장 흔한 증상은 통증 없는 멍울이 만져지는 것이고, 병이 진행되면 유방뿐 아니라 겨드랑이에서도 덩어리가 만져질 수 있다. 유두에서 피가 섞인 분비물이 나오거나 잘 낫지 않는 습진이 생기는 것은 유방암의 일종인 파제트병의 증세일 수 있다. 암의 진행에 따라 유방의 피부가 속으로 끌려들어가 움푹 파일 수 있고, 유두가 함몰되기도 한다. 암이 진행하면 유방 피부의 부종으로 피부가 오렌지 껍질처럼 두꺼워질 수 있고, 암이 림프절에 전이되면 커진 림프절이 촉진되기도 한다. 또한 암이 더욱 진행되면 커진 암덩이가 유방의 형체를 거의 파괴할 수도 있다.

31건의 무작위 배정 임상연구를 메타 분석한 결과, 유방암 환자들의 한약 병용치료는 61%의 종양 반응(Tumor Response)을 나타냈으며, 이는 화학요법 단독치료를 받은 환자들에 비해 약 12% 더 높은 수치였다. 사용된 한약은 팔진탕(인삼, 백출, 복령, 숙지황, 당귀 등), 서황환(우황, 사향, 몰약 등), 도홍사물탕(도인, 홍화, 당귀, 작약, 생지황, 천궁) 등 다양했다[52]. 한 무작위대조군 연구에서는 항암화학요법 시에 조간건비(調肝健脾)하는 처방을 복용한 유방암 환자들은 68.8%의 종양 반응을 나타냈으며, 이는 화학요법 단독치료를 받은 환자들에 비해 약 27% 더 높은 수치였다. 사용된 한약은 당삼, 백출, 복령, 진피, 천마, 석창포 등 다양한 약재로 구성됐다[53].

유방암 환자의 대표적인 증상 중에는 상열감이 있다. 7편의 무작위배정 임상연구 논문을 분석한 결과, 침 치료가 유방암 환자의 상열감을 약 43% 감소시켰으며, 이 효과는 치료가 끝난 후에도 최소 3개월에서 최대 21개월까지도 지속됐다[54]. 한 무작위대조군 연구에서 유방암 환자에게 12주 동안 침 치료를 진행한 결과, 52%의 환자가 상열감 감소를 나타냈으며, 이는 대조군보다 28%는 더 높은 감소율이었다. 이 효과는 치료 후에도 12주간 지속적으로 효과를 보였다[55]. 또 다른 증상인 암성 피로에 대해서도 경혈 치료는 효과를 나타냈다. 한 무작위대조군 연구에서 10주 동안 인당과 양측의 안면, 신문, 삼음교, 태충 등 혈자리에

52. Xu S. Evid Based Complement Alternat Med. 2016.

53. Zhang X. Modern Practical Medicine. 2013.

54. Jessica W. Support Care Cancer. 2014.

55. Bokmand S. Breast. 2013.

자가경혈지압을 시행한 결과, 피로도를 측정하는 간단피로지수(BFI)가 약 34% 감소했다[56].

위암의
통합암치료

2016년에 발표된 중앙암등록본부 자료에 의하면 위암은 남녀를 합쳐서 29,854건, 전체 암 발생의 13.8%로 2위를 차지했다. 위암의 대부분을 차지하는 위선암은 위점막의 선세포에서 발생한 것이다. 그 외에 림프조직에서 발생하는 림프종, 위의 신경 및 근육 조직에서 발생하는 간질성 종양, 육종, 그리고 호르몬을 분비하는 신경내분비암 등이 모두 위암에 포함된다.

위암은 초기엔 특별한 증상이 없으며 약간의 불편함을 느껴도 다른 일반적 위장 질환과 구분하기가 어려워서 암이 어느 정도 진행된 뒤에야 진단되는 경우가 많다. 조기 위암은 대부분 특별한 증상이 없기 때문에 건강검진에서 우연히 발견되는 경우가 대부분이며, 궤양을 동반한 조기 위암의 경우에는 속 쓰림 증상 등이 있을 수 있지만, 환자가 느끼는 대부분의 소화기 증상은 비궤양성 소화불량으로 조기 위암과 직

56. Zick SM. JAMA Oncol. 2016.

접적인 관계가 없는 경우가 많다. 진행성 위암의 경우 암에 의한 특이 증상은 없으나, 상복부의 불쾌감, 팽만감, 동통, 소화불량, 식욕부진, 체중 감소, 빈혈 등의 증상이 나타날 수 있다. 또한 위암이 진행되면서 유문부 폐색에 의한 구토, 출혈에 따른 토혈이나 흑변(검은색 변), 분문부 침범에 따른 연하곤란 등의 증상이 나타날 수 있다.

현대의학에서 위암은 조기에 진단돼 근치적 절제술을 하는 경우 이외에는 치료 성적이 불량하다. 또한, 생명연장 또는 증상 완화의 목적으로 시행하는 항암화학요법 및 방사선 요법의 효율성이 명확히 정립돼있지 않고, 오히려 치료 부작용으로 삶의 질이 저하되는 등의 문제점이 있다. 위암 역시 종양의 분류 및 재발·전이 유무에 따라 알맞게 치료하는 것이 매우 중요하다.

조기 위암은 위암이 점막층과 점막하층 이내에 국한된 경우(T1기)다. 조기 위암의 분류는 일본내시경학회의 기준을 사용하고 있다. 내시경을 통해 육안으로 관찰되는 형태에 따라 I, II, III형으로 분류하고, II형은 다시 IIa, IIb, IIc로 나눈다. 재발 또는 원위전이가 나타났다면, 절제 가능한 것은 바로 수술한다. 절제가 불가능한 경우에는 전신수행상태를 측정하는 삶의 질 척도를 통해 판단한 후에 치료를 결정한다.

한 연구에서는 절제 가능한 위암에 대한 항암치료와 통합암치료에 대한 13건의 무작위 배정 임상시험 연구(1,075명)를 분석한 결과 전체생존율(위험비＝0.56; 95% 신뢰구간＝0.47~0.66; p<.00001)과 무병생존율(위험비＝0.54; 95% 신뢰구간＝0.43~0.66; p<.00001)에서 항암단독치료군에 비해 통합암치료를 받은 군에서 유의한 상승을 나타냈

다[57].

  통합암치료의 위암에 대한 효능은 항종양 효과, 생존율 향상 효과, 면역학적 개선 효과, 삶의 질 개선 효과 등으로 나눠 생각해볼 수 있는데, 생존율과 삶의 질 개선에 있어 통합암치료는 각각의 치료에 비해 유의성 있게 더 효과적이었다[58][59]. 즉, 통합암치료는 암 환자의 생존기간을 연장하고, 화학요법 및 방사선요법의 부작용을 감소시켜 화학요법의 완성률을 높이며, 재발 방지 및 면역기능 향상과 인체 내 환경의 평형을 유지시키는 장점이 있는 것이다.

57. Lee YK. Integr Cancer Ther. 2018.

58. Cao ND. Zhong Xi Yi Jie He Xue Bao. 2010.

59. Yan Xu. Integr Cancer Ther. 2013.

결장직장암의
통합암치료

결장직장암은 발생부위에 따라 결장암 또는 직장암이라 하고, 이를 통칭해 대장암이라고 표현하기도 한다. 대장암의 대부분은 점막의 샘세포에 생기는 선암이며, 그 밖에 림프종, 평활근육종, 악성 유암종 등이 원발성으로 생길 수 있다. 생활습관이 서구화됨에 따라, 식생활 구조가 바뀌고 대장직장암의 발생률 및 사망률 또한 해마다 상승 추세를 보여, 전 세계적으로 3번째로 많이 발생한 암으로, 2016년에 발표된 중앙암등록본부 자료에 의하면 대장암은 남녀를 합쳐 26,978건으로 전체의 12.4%로 3위를 차지했다.

결장직장암 초기에는 뚜렷한 증상이 없다. 질병이 발전해감에 따라 임상증상이 나타나게 되는데, 주요한 증상은 배변 습관 및 배변 양상의 변화, 혈변, 복통, 복부 종괴, 직장 종괴 등과 함께 빈혈, 미열 또는 병의 진행에 따른 악액질 증후군, 복수 등의 전신 상태의 변화를 관찰할 수 있다. 국소의 종양은 손가락을 이용해서 만져볼 수 있고, 내시경 등으로 장내의 종괴를 관찰할 수 있다. 복부 역시 손가락을 이용해 종괴를 촉진할 수 있다.

수술을 앞둔 결장암 환자에게 수술 전 일주일간 보중익기탕(황기, 인삼, 당귀, 백출, 승마, 시호, 진피)을 투여한 결과, 영양상태를 반영하는 알부민 수치가 유의성 있게 상승했다[60]. 또한 대장암 수술환자에게 대건중탕(녹용, 당귀, 작약, 부자, 인삼, 황기 등)을 투여한 결과, 염증상태를 반영하는 C 반응단백(CRP) 수치와 배가 더부룩해지는 고창증이 유의하게 감소했다[61]. 결장암 수술 후 설사를 호소하는 환자에게 보중익기탕과 이모디움(Imodium)을 병용해 치료한 결과, 단순 이모디움 투여를 받은 환자들에 비해 현저한 설사 개선 효과를 보였다[62].

방사선 치료 및 화학요법 등의 부작용을 완화시키는 효과도 나타났다. 복강 내 방사선치료를 시행한 암 환자를 대상으로 십전대보탕을 투여한 결과 방사선치료 후 6~8주에서 식욕부진, 무기력감, 오심, 구토, 설사 등의 부작용이 유의하게 감소했다[63]. 4편의 무작위 배정 임상논문을 분석한 결과, 황기 전탕액을 항암치료와 병용했을 때 오심구토와 백혈구감소증이 유의하게 감소됐으며, T림프구의 비율이 증가했다[64]. 또한, 수술 전 선행항암치료를 받은 결장직장암 환자를 대상으로 십전대보탕과 테가퍼 캡슐(Tegafur Capsule)을 병용해 치료한 결과, 테가퍼 캡슐만을 받은 환자들에 비해 수술 후 떼어낸 암조직에서 5-FU 농도가 올라갔고, 오히려 정상조직에서의 5-FU 농도는 감소했다. 이는 십전대보탕이 정상조직을 방어하면서 암조직의 항암제 감수성을 증가시

60. Nishimura G. Progress in Medicine. 2009.

61. Yoshikawa K. 5th Annual Meeting of the Japanese Gastroenterological Association. 2009.

62. Tu XH. Zhongguo Zhong Xi Yi Jie He Za Zhi. 2008.

63. Hashimoto S. World J Obstet Gynecol. 1990.

64. Wu T. The Cochrane Collaboration. 2005.

킬 수 있음을 의미한다.

항암화학치료와 익기활혈(益氣活血) 약물을 병용치료한 말기 대장암 환자에서 종양관해율이 약 78.9%로 나타나 화학치료만을 받은 환자들보다 약 25.6% 높은 관해율을 보였다. 또한 73.7%의 1년 생존율을 보였는데, 이는 화학요법만을 받은 환자들에 비해 무려 27%가 더 높은 수치로 유의성 있는 개선효과가 있었다고 할 수 있다[65]. 다른 논문에서는 수술 후 항암화학요법과 건비소류방을 병용한 결장직장암 환자들이 89.4%의 3년 생존율을 나타냈으며, 이는 화학요법만을 받은 환자들보다 약 23% 더 높은 수치다. 그 외에도 1년 이후 병용군에서의 전이재발이 발생한 경우는 10.7%로 화학요법군에 비해 27% 정도 더 낮은 전이재발률을 보였다[66].

자궁경부암의 통합암치료

2016년에 발표된 중앙암등록본부 자료에 의하면 상피내암을 제외한 자궁경부암은 3,500건, 전체 암 발생의 1.6%이며 여성의 암 중에서는 7위를 차지했다. 연령대별로 보면 40대가 26.4%로 가장 많았

65. Zhang Q. Zhongguo Zhong Yi Yao Xin Xi Za Zhi. 2006.

66. Ma J. Shanghai Zhong Yi Yao Za Zhi. 2005.

고, 50대가 22.4%, 30대가 17.0%로 나타났다.

대부분 초기에는 증상이 전혀 없으며, 어느 정도 진행된 후에 증상이 발생하고, 간혹 진행된 암이 있어도 아무런 증상이 없는 경우도 많기 때문에 규칙적으로 산부인과 진찰과 자궁경부세포검사를 받는 것이 중요하다. 가장 흔한 증상은 비정상적 질출혈이다. 비정상적인 질출혈이란 폐경기 이후에 출혈이 새롭게 나타나거나 폐경 이전 여성에게 생리기간이 아닌데도 불규칙하게 나타나는 출혈로, 특히 성관계 후, 심한 운동 후, 대변을 볼 때, 질세척 후에 많이 나타난다. 이는 암세포들이 종괴를 형성하면 이에 영양을 공급하는 혈관 분포가 많아져 출혈이 생기기 때문이다. 종양이 2차적으로 감염이 되거나 종양 자체에 괴사가 생기면 악취가 나는 분비물이 생겨 질 분비물이 증가하기도 한다. 자궁경부암이 상당히 진행돼 주위 장기를 침윤하면 요관이 폐쇄돼 신장이 붓고, 허리가 아프거나 골반 좌골신경에 침범해 하지 방사통이 올 수 있다.

44명의 자궁경부암 환자를 무작위로 시험군(22명)과 대조군(22명)으로 나눈 후 대조군은 사이클로포스파마이드(Cyclophosphamide), 플로로우라실(Fluorouracil), 블레오마이신(Bleomycin)으로 구성된 화학요법만을 받았으며(매일 1회씩 7일간), 시험군은 대조군과 같은 화학요법을 받으며 한약치료를 병용했다. 한약치료는 변증시치를 통해 내복약(반지련, 백화사설초, 구기자, 여정자, 구판, 속단, 생지, 숙지, 산약, 복령, 단피, 택사, 토사자, 지골피, 산수유)과 외용약(자금정, 홍승단 등)을 함께 처방한 결과, 시험군의 종양 반응률은 100%(22명/22명)였으나, 대조군은

72.7%(16명/22명)로 유의한 차이가 나타났다(p<0.01)[67].

한 연구에서는 한약의 자궁경부암 치료효과를 평가하기 위해 2건의 메타분석을 진행했다[68]. 첫 번째로, 총 427명의 환자를 대상으로 한 4건의 무작위대조군 연구를 분석해 한약치료를 받은 자궁경부암 환자의 1년 생존율을 평가했다. 시험군은 기존의 화학 및 방사선 요법에 한약치료를 병용했으며, 대조군은 기존의 치료만을 받았다. 다양한 한약이 사용됐으나, 황기, 인삼, 당귀, 복령, 감초, 아출, 반하, 백출, 의이인, 반지련 등의 약물이 가장 많이 포함됐다. 1년 생존율을 비교한 결과, 시험군은 94.5%(220명 중 208명)가 생존했으며, 이는 대조군의 83.1%(207명 중 172명)보다 유의하게 높은 수치였다. 두 번째로, 총 281명의 환자를 대상으로 한 5건의 무작위대조군 연구를 분석해 한약치료를 받은 자궁경부암 환자의 종양관해율을 평가했다. 가장 많이 사용된 약재는 복령, 감초, 백작약, 당귀, 천궁, 백출, 계지, 인삼, 목단피, 진피 등이었다. 종양관해율을 비교한 결과, 시험군의 87.1%(140명 중 122명)가 종양관해를 나타냈으며, 이는 대조군의 64.5%(141명 중 91명)보다 현저히 높은 수치였다.

67. Chen YZ. Liaoning Journal of Traditional Chinese Medicine. 2006.

68. Min X. J Altern Complement Med. 2009.

간암의
통합암치료

2016년에 발표된 중앙암등록본부 자료에 의하면 간암은 남녀를 합쳐서 16,178건, 전체 암 발생의 7.5%로 6위를 차지했다. 남녀의 성비는 2.9 : 1로 남자에게 더 많이 발생했다. 발생 건수는 남자가 12,058건으로 남성암 가운데 4위를 차지했고, 여자는 4,120건으로 여성암 중 6위를 차지했다. 또한, 간암은 예후가 좋지 못한 암종으로, 발생률에 비해 사망률이 높은데, 2015년 암 사망자 76,855명 중 11,311명(14.7%)이 간암으로 사망했으며, 이는 전체 암종 사망자 2위에 해당된다[69]. 간은 '침묵의 장기'로 불리는데, 이는 간암의 경우에도 그대로 적용된다. 따라서 초기에는 증상이 거의 없다가 서서히 나타나기 시작하는데, 증상이 뚜렷해졌을 경우에는 이미 진행된 상태일 확률이 높다. 대표적인 증상으로는 오른쪽 윗배의 통증 및 덩어리, 복부 팽만감, 체중 감소, 심한 피로감, 소화불량 등이 있으며, 간경변증 환자의 경우 갑작스럽게 황달이나 복수가 심해지기도 한다.

간세포암종에 대한 통합치료는 단순 통상치료보다 유효율(CR+PR)이 높았고, 1년, 2년, 3년 생존율도 높았다[70]. 또한 삶의 질(Karnofsky Performance Status)도 단순 간동맥색전술(TACE) 시술만 했을 때보다

---

69. 국가암정보센터

70. Wu P. J Exp Clin Cancer Res. 2009.

호전됐고, 자연살해세포(NK Cell) 수치도 증가했다[71].

간절제술 후에도 지속적으로 통합치료를 한 경우는 단순히 통상치료만 받은 경우보다 1, 2, 3년 생존율이 높았다[72]. TACE와 한약의 결합치료는 간세포암종 유효율(CR+PR), 환자의 1년 생존율, 삶의 질, TACE 시술 후 발생하는 오심, 구토, 발열, 간부위의 통증, 골수억제를 호전(중성구감소증의 개선)시켰고, NK 세포 등의 면역 지표를 상승시켰고, 종양의 크기도 축소시켰다[73 74]. 또한 임상 증상이 개선됐는데 특히 복부의 통증 감소, 피로 및 무기력 개선, 식욕 증가 등이 나타났다[75].

항암화학요법과 병용된 한의치료는 생존율을 향상시켰다. 1, 2, 3년 생존율 모두 항암화학요법 단독치료군보다 통합암치료를 진행한 경우가 생존율이 높았다[76].

간세포암종 암성통증의 한약치료에는 현호색, 아출, 유향, 단삼 등의 활혈화어(活血化瘀) 약물이 가장 많이 활용되고, 그다음은 감초, 백작약, 당귀, 황기 등의 보약이 많이 활용되고 있다. 특히 한약을 오래 달여서 연고처럼 만들어서 통증 부위에 붙이는 외용 방법을 많이 사용한

71. 郭麗詩. 湖南中醫雜誌. 2014.

72. 陳子瑤. 中國中西醫結合雜志. 2014.

73. 蔣樹龍. 遼寧中醫雜志. 2013.

74. 李禹廷. 創傷與急危重病醫學. 2014.

75. 孟茂斌. 中國循證醫學雜誌. 2008.

76. Hu X. Integr Cancer Ther. 2005.

다[77 78 79]. 침 치료는 진통작용이 있으면서도 부작용이 적어 암성 통증에 효과적이며, 위장운동에 영향을 줘 오심 구역을 멈추게 하는 효과가 있다. 뜸(灸) 치료는 면역력을 증가시키고, 골수억제를 예방 및 치료한다[80]. 통증개선효과를 보인 대표적인 혈자리로는 곡천, 간수, 심수, 대추, 중도, 족삼리, 양릉천, 내관, 곡지 등이 있다[81]. 진통제 약물 치료와 침 치료를 병합한 결과, 단순 약물치료보다 진통효과 및 호흡곤란, 변비, 오심구토 등의 부작용 억제 효과가 더 뛰어났다[82]. 뿐만 아니라, 이침 치료도 암성통증환자에게 진통효과가 있었다[83].

간암 환자들에게 소암평 약침의 치료효과를 알아보기 위해서 68명의 간암 환자들을 시험군 36명, 대조군 32명으로 나누어 무작위 배정 임상연구를 진행했다. 소암평 약침은 매일 정맥으로 총 30일간 투여가 됐다. 말초혈액의 CD3+, CD4+, CD4+/CD8+의 T 세포의 활성도에서 시험군이 대조군보다 현저히 높아졌음을 확인할 수 있었다 $(p < 0.05)$[84].

77. 杜業勤, 遼寧中醫雜志. 2012.

78. 張雲燕. 四川中醫. 2014.

79. 王科. 中醫中藥. 2013.

80. 賈文睿, 針灸臨床雜志. 2014.

81. 孫其喆. 大家健康. 2013.

82. 吳毅軍. 湖北中醫藥大學學報. 2015.

83. 周傑. 中華中醫藥學刊. 2014.

84. Huang Z. J Tradit Chin Med. 2013.

췌장암의
통합암치료

2016년에 발표된 중앙암등록본부 자료에 의하면 췌장암은 남녀를 합쳐서 5,948건, 전체 암 발생의 2.7%로 8위를 차지했다. 상대적으로 낮은 유병률에 비해서 사망률이 높은 예후가 좋지 않은 암종으로, 전체 암 사망자의 7.1%인 5,439명이 췌장암으로 사망했다.

췌장암 초기에는 특별한 증상이 없으며, 병이 진행되면 췌장암 병소와 침범된 병기에 따라 임상 증상이 나타나게 된다. 췌장암의 흔한 증상으로는 상복부 동통과 체중감소가 있고 이 밖에 황달, 식욕부진, 발열, 오심구토, 설사 혹은 변비, 소화불량, 복수, 복부종괴가 있다. 상복부 동통은 가장 흔한 췌장암의 임상 증상으로 병이 많이 진행되면 요배통을 동반한다. 체중감소는 본인 체중의 10% 이상 감소되며, 황달은 피부소양감, 회색변, 검은 소변을 동반하게 된다. 발열은 10%에서 나타나는데 고열은 급성 담관염을 동반하는 경우가 많다. 말기에는 전이로 인한 복부종괴, 간비대, 비장비대 또는 복수가 나타날 수 있으며 악액질을 수반한다.

췌장암으로 인한 암성통증을 호소하는 환자를 대상으로 8~12번 흉추 양쪽의 협척혈에 전침 치료를 시행한 결과 통증 경감의 효과가 나타났다[85]. 25건의 무작위 배정 임상시험 논문을 분석한 결과, 한약치료는

---

85. Chen, H. Pancreatology. 2013.

기존의 방사선·화학요법과 병용용 경우 44.4%의 종양 반응률이 나타났으며, 이는 방사선·화학요법 치료만을 받은 환자들에 비해 약 14% 더 높은 수치였다[86]. 여기에는 사역산(시호, 지실, 작약, 감초), 서황환, 캉라이터 약침, 고삼 약침 외 다양한 약물들이 포함됐다. 또한, 진행성 췌장암 환자 대상으로 서황환(우황, 사향, 몰약 등)과 젬시타빈 항암치료를 병용한 결과 반응률이 항암치료만을 받은 환자들보다 유의하게 높았으며, 췌장암 표지자 역할을 하는 CA19-9의 수치 또한 유의한 차이를 보였다. 삶의 질을 측정하는 카노프스키 지수 역시 시험군은 87.5%의 높은 증가 및 안정을 나타내어 대조군보다 37.5% 더 높은 유의한 차이를 보였다[87].

전립선암의
통합암치료

전립선암은 서구에서 남성암 중 가장 호발하는 질환으로 비피부암 중에서 가장 높은 유병률을 보이는 암으로 알려져 있다. 미국의 경우 2012년 239,000명의 새로운 환자가 발생하고 30,000명의 환

---

86. Li B. Evid Based Complement Alternat Med. 2015.

87. Zhang Y. Chinese Traditional Patent Medicine. 2010.

자가 사망해 대략 15분당 1명의 사망을 나타내는 것으로 보고되고 있다[88]. 또한 유럽에서 70세 이상 남성에서 가장 호발하는 암으로, 지역적으로 유럽이나 북미 등에서 발생률이 높고 상대적으로 아시아에서는 적은 발생률을 보인다[89].

하지만 최근 아시아를 비롯한 우리나라에서도 식생활의 변화 및 고령화에 따라 꾸준히 발병이 증가하고 있어 최근 관심이 높아지고 있는 암의 하나다. 통계에 따르면 1999년에서 2013년 기간 동안 전립선암 환자의 발생은 연간 11.8%의 증가율을 보였으며, 2013년의 경우 발생한 총 암 환자 225,343명 중 전립선암은 9,515건으로 4.2%를 차지해 7위, 남성에게 발생하는 암 중에서는 5위를 차지했다. 우리나라에서 전립선암은 70대가 42.7%로 가장 많고, 60대 34.0%, 80대 이상 12.1%의 순으로 나타났다. 또한 전립선암의 5년 생존율은 최근 92.5%까지 높아진 것으로 나타났다[90].

전립선암의 발병은 혈중 안드로겐과 관련돼있다. 아울러 가족력이나 호르몬, 인종, 노화, 산화 스트레스, 식이, 환경 요인, 직업 및 기타 요인이 위험인자로 알려지고 있다. 전립선암은 남성의 방광하부에 위치하고 있는 전립선에 생긴 악성 종양을 말한다. 대부분 전립선암은 천천히 진행하지만 일부는 매우 빠르게 악화되는 특징을 보이기도 한다.

---

88. Siegel R. Cancer J Clin. 2013.

89. Center MM. Eur Urol. 2012.

90. 국가암정보센터

Cao 등[91]은 한약치료가 전립선암에 미치는 영향에 관해 1,224명의 환자를 대상으로 한 17건의 임상연구의 고찰 분석을 통해 한약치료는 전립선암의 진행을 막고 환자의 생존율을 높이며(7~15개월) 환자의 일상 수행 능력도 개선시키는 것으로 보고했다. Liu 등[92]은 1,132명의 환자를 대상으로 한 연구에서 한약치료를 받은 원발성 및 전이성 전립선암 환자는 그렇지 않은 전립선암 환자보다 생존율이 증가했고, 한약치료를 오랫동안(200일 이상) 받을수록 생존율이 더 증가했다.

침 치료는 전립선암에 대한 항남성호르몬요법으로 치료받고 있는 환자들이 호소하는 상열감을 개선시키는 데 유의한 효과가 있는 것으로 나타났다. 상열감을 호소하는 환자에 양릉천, 심수, 신수, 차료, 백회, 신문, 행간, 내관 및 삼음교를 30분간 4주 동안 자침한 결과 4주 후 60%의 증상 감소를 보였고 8주 후에는 52%의 감소를 보였다[93].

91. Cao H. PLoS One. 2016.

92. Liu J. Medicine. 2016.

93. Beer TM. Urology. 2010.

식도암의
통합암치료

2013년 중앙암등록본부 통계에 의하면 식도암은 전체 암 발생의 1.1%를 차지했으며, 남녀의 성비는 11.1 : 1로 남자에게서 더 많이 발생했다. 연령별로 살펴보면 70대가 34.5%로 가장 많았고 60대가 30.7%, 50대가 20.6%의 순으로 50대 이상의 연령군에서 많이 발생했다. 조직학적으로는 암종 중에서 편평상피세포암이 90.2%로 가장 많았고, 그다음으로는 선암이 3.2%를 차지했다[94].

한 연구에서는 식도암 치료에 아담자(鴉胆子) 약침의 치료 효능을 평가하기 위해 60명의 식도암 환자들을 무작위로 시험군과 대조군으로 구분해 임상연구를 진행했다. 시험군은 10% 아담자(Brucea Javanica) 약침 30mL를 기존 방사선 치료와 병용해 하루 1회씩 정맥투여를 21일간 진행했고 대조군은 방사선 치료만을 진행했다. 그 결과 불변, 부분관해와 완전관해를 포함하는 총 반응률이 시험군은 83.3%, 대조군은 70%로 시험군이 대조군에 비해 유의한 결과를 보였다($p < 0.05$)[95].

한약이 식도절제술을 시행한 식도암 환자에게 있어서 생존율과 삶의 질 향상에 도움이 되는지 알아보기 위해 128명의 환자들을 한약치료군과 항암치료군, 그리고 항암치료와 한약치료를 병용한 세 군으로 나

---

94. 국가암정보센터

95. Kong X. Zhejiang JITCWM. 2004.

뒤 무작위 배정 임상연구를 진행했다. 3년 후 암재발 및 전이율은 각각 71.4%, 76.7%, 53.4%로 항암치료와 한약을 병용한 군에서 가장 낮았다(p<0.05). 또한 1년, 2년, 3년 생존율에 있어서도 각각 병용치료군이 72.1%, 55.8%, 37.2%로 제일 높았다(p<0.05)[96].

방광암의
통합암치료

세계보건기구(WHO)의 2012년 발표자료에 의하면 전 세계적으로 약 1,200만 명 이상의 방광암 환자가 새로 발생한다. 우리나라에서는, 2016년에 발표된 중앙암등록본부 자료에 의하면 방광암은 남녀를 합쳐서 3,949건으로 전체 암 발생의 1.8%를 차지했다. 남녀의 성비는 4.1 : 1로 남자에게 더 많이 발생해, 남자가 3,182건으로 남성의 암 중에서 8위를 차지했고, 여자는 767건이 발생했다. 연령대로는 70대가 33.7%로 가장 많았고, 60대가 25.2%, 80대가 19.3%의 발생률을 나타냈다.

방광암의 가장 흔한 증상은 통증이 없는 육안적 혈뇨인데, 이는 신장

---

96. Lu P. Chin J Integr Med. 2006.

을 포함한 요로계통의 이상을 반영하는 것으로, 오히려 감염이나 결석이 혈뇨의 더 흔한 원인이기 때문에 혈뇨만으로 방광암을 진단할 수 없다. 임상양상으로 소변 색깔은 콜라색에서 선홍색까지 다양하고, 핏덩어리를 동반한 육안적 혈뇨부터 배뇨의 시작이나 끝에만 피가 비치거나 또는 소변검사에서 우연히 발견된 현미경적 혈뇨까지 다양하다. 또한, 방광암으로 인해 빈뇨, 배뇨통, 급박뇨 등의 방광자극 증상이 있을수 있다. 따라서 증상만으로 요로계 질환을 진단해서는 안 되며, 반드시 방광암을 의심해 검사를 시행해야 한다.

한 임상 사례 연구에서는 침, 뜸, 약침과 한약치료를 통해 수술을 앞둔 방광암 환자 2명의 종양 완전 관해 및 종양 감축의 결과를 보여줬고, 재발성 방광암 환자 4명의 생존율을 향상시킴과 동시에 방광암으로 인한 제반 증상 또한 완화시켰다[97].

난소암의 통합암치료

난소암은 가장 치명적인 부인암으로서 선별검사와 증상을 바탕으로 한 조기 발견이 효과적으로 사망률을 낮추지 못하는 것으로 알

97. Park T. Evid Based Complement Alternat Med. 2016.

려져 있다. 2015년 중앙암등록본부에서 발표된 자료에 의하면, 난소암은 2013년 한 해 동안 대한민국에서 2,236건이 발생했으며, 난소암으로 인해 1,055명의 환자가 사망했다.

난소암은 국내 모든 암 환자의 주요 암종 5년 암유병 현황에서 8위(2.0%)를 차지하고 있으며, 발생률은 매년 1.5%의 증가율을 보이고 있다. 치료법의 발달로 2008~2013년 난소암 환자의 5년 생존율은 62.0%로 1993~1995년보다 3.3% 증가했는데, 난소암의 치료는 수술적 절제 및 항암치료이며 남아있는 종양이 예후와 생존에 있어서 가장 중요한 인자다[98].

수술은 난소암 치료에 있어서 가장 핵심적인 요소다. 난소암의 병기, 조직학적 분류, 분화도, 유전자 변이 등 많은 예후인자가 존재하지만 수술 후 잔여종양의 정도는 중요한 예후인자인데, 연구결과가 축적되면서 종양감축술의 목표도 기존 1cm 이하의 잔여종양에서 육안적으로 잔여종양이 보이지 않는 수준으로 조정됐다. 진행성 난소암의 경우 수술적 치료목적은 최적종양 감축수술을 통해 잔류종양을 최소화하는 것이며, 이를 통해 이후 시행되는 보조적 항암화학요법의 치료반응을 향상시킴으로써 환자의 예후를 개선시키는 것이다[99]. 대부분의 상피성난소암 환자는 수술 후 보조항암화학요법을 받게 된다. 다른 부인암과 달리 난소암은 복강 내 파종이 흔해 방사선요법을 시행할 경우 전 복부가 대상이 되므로 부작용이 상당하다. 또한 난소암은 항암제의 발달 및 이

---

98. Chereau E. Bulletin du cancer. 2009.

99. Chang SJ. J Korean Med Assoc. 2016.

에 대한 반응이 효과적이어서 방사선요법은 1차적으로 고려되지 않는다[100].

난소암에서 통합암치료는 통상치료와의 병용 및 단독 치료에서 항암 효과 증진, 부작용 완화, 삶의 질 개선, 생존율 향상, 전이재발 방지 등에 있어서 효과적이다. 항암치료 중인 난소암 환자 중 한약치료를 받은 31명과 대조군 28명을 비교한 결과 한약치료군에서 항암치료 3주기 후 호중구 감소증이 대조군보다 적었으며(4등급 호중구 감소증 0% vs 28.6%), 통합암치료는 항암 치료 후 발생되는 NK세포 감소를 의미 있게 억제시켰다. 림프구와 사이토카인 활성도가 항암치료군에서 덜 낮아졌다는 사실을 확인했다[101]. 또 카보플라틴과 파클리탁셀 항암치료를 받고 있는 난소암 환자 21명을 대상으로 전침 치료 무작위 배정 임상시험을 진행한 결과 삶의 질 지수(사회적 기능, 통증, 불면 등)에서 전침 치료군이 대조군에 비해 유의하게 높았음을 입증했다($p = 0.05$)[102].

100. Choi JH. 대한산부인과학회지. 2008.

101. Chan KK. Ann Oncol. 2011.

102. Lu W. Med Acupunct. 2012.

악성 림프종의
통합암치료

중앙암등록본부 암등록 통계에 따르면 2013년 우리나라에서는 225,343건의 암이 발생했는데, 그중 비호지킨림프종은 4,828건이 발생돼 전체 발생 건수의 2.1%를 차지하며 발생순위로는 남녀 전체로 10위에 해당한다[103]. 악성 림프종은 위암이나 대장암 등의 고형암에 비해 발생빈도가 높은 암은 아니지만, 혈액에 생기는 악성 종양 중에서는 가장 높은 발병률을 보이고 있으며, 계속 그 발생률이 증가하고 있는 질환이다. 악성 림프종은 림프 조직에서 기원하는 림프구세포 및 그 전구 세포들의 악성 증식을 특징으로 하는 혈액암으로, 림프절이나 비장, 흉선 및 림프 조직에 주로 발생하며, 질병이 진행되는 경우 2차적으로 주위 장기 및 조직을 침범하는 질환이다. 조직학적으로 특징적인 리드-스텐베르그(Reed-Sternberg) 세포를 보이는 호지킨림프종과 다양한 조직형을 보이는 비호지킨림프종으로 나뉘며, 국내에서 발병되는 악성 림프종의 대부분은 비호지킨림프종이다.

호지킨림프종은 대부분 증상이 없는 림프절 종대를 주소로 하며, 압통이 없는 경우가 많다. 종격동 침범 시 종양의 크기가 커지면, 기침과 호흡곤란을 초래하는데 숨 차는 증상은 누울 때는 심해지고 앉으면 완화된다. 약 1/3의 환자에게서 B증상이라고 불리는 38도 이상의 발열,

---

103. 보건복지부 중앙암등록본부. 2015.

6개월간 체중의 10% 이상 감소, 흠뻑 젖을 정도의 야간 발한 증상을 동반한다. 비호지킨림프종 환자의 2/3는 무통성 림프절 종대를 호소하며 림프절 종대는 연속적이지 않으며, 림프절 이외의 병변도 흔하다. 악성 림프종 환자의 대부분을 차지하는 비호지킨림프종은 병기뿐만 아니라 어떤 아형이냐에 따라 질병의 예후 및 치료가 달라지는데, 항암요법이나 방사선 치료에 민감하게 반응하는 특징을 가지고 있으며 중등도 및 고도의 진행성 악성 림프종의 경우 효과적인 치료를 하지 않으면 짧은 시간 내에 사망할 수도 있다. 따라서 통합치료를 하기 전에 조직학적 아형, 항암 및 방사선 치료의 경과 등을 고려해 치료계획을 세워야 한다.

김[104] 등은 복강 내로 전이된 혈관중심성 T세포 림프종에 한의치료로 삶의 질과 생존을 연장했음을 보고했고, 한[105] 등은 MALT 림프종 환자에게 한의치료로 질병의 진행을 막고 생존을 연장했음을 보고했고, 김[106]과 최[107]는 미만성 거대 B세포 림프종과 말초 T세포 림프종 환자에게 한약을 투약해 항암치료로 인한 부작용을 완화시키는 병용치료의 효과를 보고했다.

104. Kim YS. J of Kor Orient Oncol 2005.

105. Han SS. Kor J Orient Int Med. 2008.

106. Kim IS. Korean J Orient Physio & Patho. 2014.

107. Choi SH. J Sasang Constitut Med. 2012.

비인두암의
통합암치료

비인두암은 지역에 따라 발생빈도의 차이가 크며, 많은 지역에서는 상대적으로 낮은 편이다. 한국에서는 상대적으로 질환자 수가 적은 암으로, 국립암센터의 통계에 따르면 2016년을 기준으로 898명이 해당하며(0.4%), 남녀 비율은 5.8 : 1로 남성에게 더 많이 발생했다[108]. 이 암은 일반적으로 중국 남부나 동남아시아 등 일부 지역에서 높게 나타나는데, 역학적 이유는 엡스테인-바르 바이러스(Epstein-Barr Virus)에 근거하고 있다는 설도 있으나 확실하지는 않다[109][110]. 다만 그러한 이유로 다발지역, 특히 중국과 같은 경우 바이러스 예방에 신경을 쓰고 있는 실정이다. 비인두암 증상으로는 코의 증상, 귀의 증상 및 뇌신경증상을 들 수 있다. 비강 출혈과 같은 코의 증상이나, 귀의 충만감, 이명, 편측 혹은 양측의 난청과 같은 귀의 증상, 복시나 두통이나 안면부 마비감과 같은 뇌신경증상이 나타날 수 있다. 비인두암은 특징적인 증상이 별로 없기 때문에 초진시에 이미 원발 종양에서 진행돼 있거나, 경부림프절 전이가 나타나는 등의 경우가 많다.

한 연구[111]에서는 한약의 비인두암 치료 효과를 평가하기 위해 총

---

108. 국가암정보센터

109. Raab-Traub N. Semin Cancer Bio. 2002.

110. 황정은. 대한두경부종양학회지. 2012.

111. Kim W. Integr Cancer Ther. 2015.

1,482명을 대상으로 한 15건의 무작위대조군 연구에 대한 메타분석을 시행했다. 대조군은 기존의 화학 또는 항암요법을 받았으며, 시험군은 한약치료를 병용했다. 사용된 한약은 다양했으나, 맥문동, 단삼, 현삼, 지황, 백화사설초, 사삼, 천화분 등이 가장 다용됐다. 시험군과 대조군의 연도별 생존율을 비교해본 결과, 시험군은 각각 91%, 53%, 68%의 1년 생존율, 3년 생존율, 5년 생존율을 나타낸 반면, 대조군은 이보다 낮은 81%, 42%, 62%의 1년 생존율, 3년 생존율, 5년 생존율을 나타냈다. 그 외에도 다양한 측면에서 비교를 해봤는데, 즉각적 종양 반응을 비교한 결과, 시험군은 82%, 대조군은 69%에서 반응이 나타났다. 구강 점막염 발병의 경우, 시험군의 58%만이 점막염 소견을 보였으나 대조군은 80% 정도에서 점막염이 발병됐다.

다른 연구에서도 통합암치료를 받은 환자에서 삶의 질의 향상과 부작용의 감소, 면역조절에 효과적으로 나타났다. 이때 분석된 연구들에는 암서(岩舒) 주사, 애적(艾迪) 주사, 권백 복용 및 변증에 따른 다양한 한약 등이 있었다[112]. 비인두암 환자의 항암치료에 한약치료를 병용해 지황음자탕(지황, 당삼, 황기, 천문동, 맥문동, 비파엽, 석곡, 택사, 지각, 감초)을 복용한 결과 완치율, 부분관해율, 개선율 모두 유의하게 증가했으며, 삶의 질 또한 항암치료만을 받은 환자들에 비해 약 17% 더 높게 나타났다[113].

---

112. Mao CG. J BUON. 2014.

113. Yang ZJ. Sichuan Zhong Yi. 2005.

암세포의 전이

한약과 암치료

종양면역 활성 한약

세포사멸 유도 한약

신생혈관 형성 억제 한약

암종별 한약의 전이억제 효능

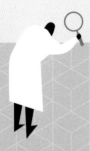

제 **5** 장

전이재발을 억제하는
통합암치료

암세포의 전이

　전이란 암세포가 원발 장기를 떠나 다른 장기로 이동하는 것을 말한다. 암이 신체의 다른 부분으로 퍼지는 것을 크게 나누면 원발암에서 암 조직이 성장해 직접적으로 주위 장기를 침윤하는 것과 멀리 있는 다른 장기로 혈관이나 림프관을 따라 원격전이를 하는 것 두 가지가 있다. 예를 들어 폐암의 경우, 암세포는 원발 장기인 폐에서 생겨나 직접적으로 흉막까지 침윤할 수 있으며 혈관과 림프관을 따라 뇌와 간, 뼈 등의 다른 장기로 퍼질 수 있다. 전이가 발생하면, 원발암의 증상과는 다른 새로운 증상이 생기므로 증상과 징후의 변화를 잘 살펴야 한다[114].

　암세포의 전이는 여러 단계를 거쳐서 일어나는데, 처음에는 암세포가 주변 정상 조직에서 성장 및 침윤하기 시작한다. 그 이후, 암세포가 주변 림프절 또는 혈관의 벽을 통해 이동하고, 림프계와 혈관계를 통해 신체 다른 부위로 이동한다. 원격 위치의 작은 혈관에 멈춰, 혈관벽을 침습하고 근처 조직으로 이동하며 성장하고, 미세한 종양이 생기게 된다. 이후 종양이 계속해 성장할 수 있도록 새로운 혈관생성을 유도하는데, 이 과정을 신생혈관생성(Angiogenesis)이라 한다[115].

---

114. 국가암정보센터

115. National Cancer Institute

전이(Metastasis)는 악성 종양이 가지는 가장 대표적인 특성으로 암이 생명에 위협이 되는 가장 큰 원인이라 할 수 있다. 따라서 암 치료와 암세포의 전이 억제 및 재발 방지는 떼놓을 수 없는 관계라고 할 수 있다. 최근 종양의 전이에 대한 많은 연구가 이뤄지고 있고, 전이에 대한 구체적인 기전이 밝혀지고, 전이 억제 약물들이 개발되고 있지만, 아직 임상에서 확실하게 전이를 억제할 수 있는 약물은 충분하지 못한 실정이다. 이런 의미에서 종양의 전이 억제에 관한 통합의학적 치료방법은 중요한 의의를 가진다[116].

한약과 암치료

현재 대표적인 암 치료법은 외과적 수술, 화학요법, 방사선요법, 면역요법, 표적항암요법 등이 있다. 이 중에서 화학요법과 방사선요법은 부작용과 독성이 심해 보통 종양 자체보다도 환자의 정상 조직에 더욱 심각한 손상을 가하는 경우가 많다. 따라서 화학요법과 방사선 치료를 오래 받아야 하는 환자들은 치료과정에서 발생하는 독성과 추가적인 부작용에 괴로워하다가 치료를 중단하는 경우도 많다. 이러한 문제를 해결하기 위해, 화학요법과 방사선요법에 보조적으로 반응률(Response

---

116. Ye L. Oncol Lett. 2015.

Rate)을 높여주고, 독성과 부작용을 줄여줘 전반적인 암 환자의 삶의 질과 생존율을 높여줄 수 있는 전통의학이 해답으로 제시되고 있다[117].

악성 종양을 관리하는 치료적인 접근법으로서 보완대체의학(Complementary and Alternative Medicine)은 암 환자들에게 널리 사용돼왔다. 2011년에는 아시아 전통의학에 관한 일련의 중요한 연구 결과들이 발표돼 암의 관리에 대한 전통의학의 잠재성을 연구하려는 움직임이 나타나기 시작했다[118]. 특히 치료 행위에 대한 과학적 이해가 부족하며 임상적 증거가 충분치 않다고 인식되고, 일견 신비스럽고 비과학적으로 느껴질 수 있는 전통의학을 현대의 과학적인 방법으로 연구하는 것에 대한 관심이 높아졌으며, 실제로 말라리아에 쓰이는 아르테미시닌(Artemisinin)[119]과 백혈병에 사용되는 삼산화비소(Arsenic Trioxide)[120]와 같이 전통의학에 관한 연구들이 성공한 사례가 있다.

주로 전통의학 연구는 항암 본초의 추출물 또는 정제된 분자의 효과에 초점이 맞춰져 있었다. 예를 들면 음양곽(삼지구엽초, Epimedium Koreanum Nakai)의 뿌리에서 정제된 이카리사이드 II(Icariside II)는 STAT3 경로를 통해 급성 골수성 백혈병 U937 세포의 사멸을 유발할

117. Konkimalla VB. J Ethnopharmacol. 2008.

118. Grayson M. Nature. 2011.

119. Cai XZ. Zhonghua Nei Ke Za Zhi. 1981.

120. Chen GQ. Blood. 1996.

수 있으며[121], 청호(青蒿)에서 추출된 아르테미시닌은 말라리아 또는 암 치료에 널리 사용되고 있다[122][123].

종양면역 활성 한약

암의 치료에 있어서 면역기능은 아주 중요한 문제다. 다양한 한약재들이 종양세포의 면역억제 기전을 억제시켜 면역력을 유지하고 조절하는 효과가 있다. 이와 같이, 현재까지 암 환자에게 이롭다고 보고된 본초는 다양하다. 이 중에는 전통 한약과 중국 의약품뿐만 아니라 황기, 인삼, 반묘, 섬수, 마늘, 강황 등의 단일 본초가 포함돼있다[124][125][126].

화학요법, 방사선요법과 함께 황기를 복용하면 잠재적인 면역 중재 기능을 나타낸다. 황기는 림프구, NK 세포, 대식세포의 활동을 촉진시켜 인터류킨-6(IL-6)와 종양괴사인자(TNF)를 분비시키며, IL-2의

121. Kang SH. PLoS One. 2012.

122. He R. PLoS One. 2011.

123. Firestone GL. Expert Rev Mol Med. 2009.

124. Hofseth LJ. J Nutr. 2007.

125. Lu CX. Anticancer Drugs. 2008.

126. Shukla Y. Cancer Lett. 2007.

활성을 증진시키고 항암치료의 부작용을 줄여주는 효능이 있다. 한 체계적 문헌 고찰 논문에서 황기와 백금계 화학요법의 병용 치료에 대한 34건의 연구를 분석한 결과, 암 환자의 생존율이 최소 6개월에서 3년 이상까지도 증가했으며, 30건이 넘는 논문에서 종양 반응의 증가를 나타냈다(위험비, 1.34; 95% 신뢰구간, 1.24~1.46; p<0.0001). 또한, 화학요법의 독성에 관련된 연구 수가 상대적으로 적지만, 병용 치료를 받은 환자들에게서 grade III, IV의 백혈구 독성과 헤모글로빈 독성이 유의미한 감소를 보였음이 증명됐다[127].

인삼은 면역기능을 조절할 수 있으며 방사선 요법의 부작용을 줄여준다. 그뿐만 아니라, 작은 혈관들을 확장시켜 산화와 염증을 억제하는 효과도 있다. 이러한 항산화 작용과 면역 조절 효과 때문에 인삼은 인체의 정상 조직에서의 방사선요법의 독성을 줄이는 효과가 있을 것이라고 기대돼 다양한 암종의 예방과 재발 방지를 위해 사용돼왔다[128][129].

인삼과 황기가 들어간 대표적인 한약 처방 중 하나인 보중익기탕 또한 면역 기전을 통해 암 치료에 관여하는 것으로 보고됐다. 이들은 항종양 T세포를 회복시키는 작용이 있는데, 실제로 한 연구에서 면역 억제 상태의 종양 쥐에게 보중익기탕을 투여했더니 사이토카인 분비와 세포독성 T림프구 기능이 회복됐다고 했다. 면역기능 회복에는 림프구 증식 자극, 혈청 코르티코스테론 수치가 회복, 동시자극분자(Co-

127. McCulloch M. J Clin Oncol. 2006.

128. Yun TK. Cancer Epidemiol Biomarkers Prev. 1995.

129. Lee TK. Mutagenesis. 2005.

stimulatory Molecules)의 표면 발현 회복, IL-12 분비 증가, IL-4 생산 억제, 세포독성 T림프구 회복 등 다양한 기전이 포함돼있었다[130 131].

십전대보탕 또한 아주 유명한 한약 처방 중 하나로, 대표적인 보약 중 하나다. 십전대보탕은 다양한 종양의 전이 가능성을 줄인다고 보고된 바 있다. 한 연구에서 종양 쥐에게 십전대보탕을 복용시킨 결과, 피하 신경교종의 성장이 억제됐으며, 쥐의 생존율이 증가했다. 십전대보탕의 투여는 억제 T세포 감소, TNF-α 분비 촉진 및 자연살해세포의 활성화 등 다양한 효과를 나타낸다고 보고되고 있다[132 133].

세포사멸 유도 한약

모든 세포는 생장과 분열을 반복해 생명을 유지한다. 정상적인 세포는 분열할 수 있는 횟수가 정해져 있기 때문에, 어느 정도 분열을 반복하다가 결국은 더 이상 분열하지 못하고 죽게 된다. 암세포가 일반세포와 비교해 가지는 가장 큰 차이점이자 특징은 바로 여기에 있

---

130. Liu D. Anticancer Agents Med Chem. 2009.

131. Li T. Immunopharmacology. 1999.

132. Saiki I. Biol Pharm Bull. 2000.

133. Ohnishi Y. Jpn J Cancer Res. 1998.

다. 암세포의 세포 주기는 정상 세포보다 훨씬 더 빠른 주기로 돌아가며, 반대로 세포 괴사, 세포사멸, 자가포식에 의한 세포 손실(Cell Loss)은 훨씬 느리다. 이는 궁극적으로 암세포의 축적으로 이어지고, 높아진 영양 요구량을 충족하기 위해 새로운 혈관까지 생성해 인체에서 영양을 빼앗아가기 때문에 생명을 위협할 수 있다. 따라서 암을 직접적으로 억제하기 위해서 가장 중요한 세 가지는 무한한 분열을 억제시키는 것(세포 주기 정상화), 존재하는 암세포를 죽이는 것(세포사멸 유도), 그리고 더 이상 분열할 수 없도록 영양분 공급을 뺏는 것(신생혈관 억제)이라 할 수 있을 것이다.

섬수는 두꺼비 독으로 부파디에놀라이드(Bufadienolides)라는 활성 성분을 가지고 있다. 섬수의 구성성분은 백혈병, 간암, 폐암, 전립선암의 세포 성장을 억제하는 효과와 더불어 세포사멸을 촉진하는 효과 또한 보고되고 있다. 섬수에서 유래한 가장 대표적인 것은 중국 의약품인 화찬수(Huachansu)인데, 이는 세포사멸을 유발하며 간세포암종의 세포 성장을 억제한다[134]. 또한 간세포암종, 비소세포성 폐암, 췌장암 환자의 전신 수행상태를 호전시켜주는 것으로 알려져 있기도 하다[135][136]. 또 다른 구성성분인 시노부파긴(Cinobufagin) 역시 간세포암종, 비소세포성 폐암, 췌장암, 담낭암에 대한 항암 작용을 나타낸다. 그 외에도, 화학요법과 병용해서 화찬수를 사용할 시, 백혈구 감소증, 위장관 부작

134. Qi F. J Ethnopharmacol. 2010.

135. Meng Z. Cancer. 2009.

136. Qin TJ. World J Gastroenterol. 2008.

용, 신경 독성 등의 부작용을 유의미하게 감소시킴이 증명됐다[137].

반묘에는 칸타리딘(Cantharidin)이라는 항암 성분이 포함돼있는데, 이는 면역계를 조절하는 작용뿐만 아니라 암세포의 세포사멸을 촉진시키는 효과가 있다. 간암과 식도암에서 특히 그 효과가 크다고 보고되고 있다. 반묘는 신독성과 골수 억제를 발생시킬 수 있지만 합성된 칸타리딘 유사체는 비슷한 항암 작용을 나타내면서 낮은 독성을 보이므로 대체제로 사용되고 있다[138].

삼기부정(參芪扶正) 약침은 황기와 당삼에서 추출된 주사액으로 다양한 암종에 대해 임상적으로 활용되고 있다. 위에서 언급됐듯이 황기는 뚜렷한 항암 작용을 나타내며, 당삼은 인삼과 비슷한 항암효과를 나타낸다. 따라서 삼기부정은 항암효과가 있을 것으로 기대되며, 실제로 많은 임상시험에서 삼기부정은 다양한 말기 종양에서 종양 반응을 증가시켜주고 화학요법의 부작용을 감소시켜주는 효과를 나타냈다[139]. 특히 비소세포성 폐암 치료에 널리 사용되고 있는데, 27편의 무작위대조군 연구를 대상으로 한 메타분석 논문에 의하면 백금계 화학요법과 병용한 삼기부정주사는 유의미한 종양 반응을 나타냈다[140].

캉라이터(康萊得) 약침은 의이인(율무)에서 추출된 주사액으로, 중국 정부에서 폐암과 간암의 치료약으로 승인을 받았다. 캉라이터는 세

---

137. Xie X. Med Hypotheses. 2013.

138. Liu D. Anticancer Agents Med Chem. 2009.

139. Dong J. J Exp Clin Cancer Res. 2010.

140. Dai Z. J Tradit Chin Med. 2008.

포 주기의 G2/M 단계에서 세포 유사분열을 억제하는 효과가 있으며, Fas/FasL 경로를 통해 세포사멸을 촉진시키는 것으로 보고됐다[141]. 캉라이터는 특히 비소세포성 폐암의 치료에서 화학요법과 병합해 널리 사용되고 있다[142].

앞서 언급한 보중익기탕에는 다양한 항암 약물이 포함돼있으며, 대표적으로 아스트라갈로사이드 IV(Astragaloside IV), 진세노사이드(Ginsenoside) Rb1와 Rg1, 사이코사포닌(Saikosaponin) a와 c, 글리시리진(Glycyrrhizin) 등의 주요 항암성분이 포함돼있다. 이 처방은 위에서 언급된 면역력 증가의 효과뿐만 아니라, 암세포의 주기를 바로잡음으로써 암을 직접적으로 치료할 수 있다. 실제로 보중익기탕에 대한 한 연구에서는 간암 Hep3B, HepG2, HA22T 세포에 대한 보중익기탕의 영향을 분석했는데 그 결과 이들 간암 세포의 성장을 모두 억제하며, 특히 Hep3B 세포를 억제하는 능력이 뛰어남을 나타냈다. 세포주기에서 G0/G1 비율이 보중익기탕 처치에 비례해 상승했고, 마침내는 G0/G1 억류까지 도달했다. 뿐만 아니라 사멸 세포와 DNA 분절화의 증거가 뚜렷하게 관찰됐다. 그러므로 보중익기탕이 G0/G1 억류를 통해 세포사멸을 유도함으로써 간암 세포의 성장을 억제한다는 사실이 확실해졌다[143].

또 다른 처방인 소시호탕에는 인삼, 황금 등이 포함돼있는데, 여기에

141. Lu Y. Hepatobiliary Pancreat Dis Int. 2009.

142. Yang AK. Cur Med Chem. 2010.

143. Kao ST. Life Sci. 2001.

는 글리시진(Glycyrrhizin), 바이칼린(Baicalin), 바이칼레인(Baicalein) 등의 다양한 항암효과를 나타내는 성분이 있다. 실제로 여러 연구에서 소시호탕은 암 세포에 대한 성장 억제효과와 사멸 유도 작용을 나타냈다[144]. 또 황금은 제2형 토포이소머레이즈(Type II Topoisomerases)의 활동을 억제하며 세포사멸을 유도하는 효능이 있다고 보고된 바 있다[145].

신생혈관 형성 억제 한약

기존의 혈관에서 새 혈관이 생성되는 신생혈관생성의 과정은 정상 발달과정과 항상성 유지에 중요하다. 혈관생성은 상처 치유, 발생, 생식, 성장 등 다양한 생리 반응에서 중요하게 작용하며, 일반적으로 강력히 조절된다. 그러나 암으로 인한 병적인 상태에서는 비정상적인 수치로 인한 조절 능력의 소실이 나타난다. 신생혈관생성은 암의 크기가 커지는 데 있어서 영양분을 얻고, 대사과정에서 생긴 노폐물을 제거하는 수단으로 반드시 필요한 과정이다. 따라서 이러한 신생혈관생

---

144. Chang WH. Planta Med(128-132). 2002.

145. Chang WH. Planta Med(302-306). 2002.

성을 억제할 수 있다면, 암의 성장 및 전이를 효과적으로 방지할 수 있게 된다[146 147].

한약이 암세포에 미치는 직접적인 효과뿐 아니라, 다양한 한약이 신생혈관형성에 영향을 줘 암 치료에 응용될 수 있다는 사실이 입증되고 있다. 이러한 효과를 가지는 대표적인 본초는 은행잎 추출물(Ginkgo Biloba Extract)이다. 은행잎 추출물은 체외·체내 난소암, 유방암, 간세포암, 구강암 등 다양한 암종에서 신생혈관형성 억제 효과를 나타낸다[148 149 150].

한약에서 다용되는 약재 중 하나인 반지련(Scutellaria Barbata D. Don) 추출물은 신생혈관형성 억제 작용을 나타내는 것으로 알려져 있다. 한 연구에서 반지련의 총 플라보노이드의 혈관형성 억제에 대해 조사한 결과, 반지련이 용량에 따라 혈관형성 억제 능력을 나타냈다. 또한, 생체 내 실험에서도 반지련을 복용한 그룹이 대조군에 비해 형성된 혈관 수가 현저히 적었다. 그뿐만 아니라, 실제로 반지련이 혈관 내피 형성 인자(VEGF)의 발현에 영향을 미쳐 그 정도를 감소시키는 효과 또한 나타냈다[151].

양정소적(養正消積) 캡슐은 간암, 유방암, 폐암, 직장암, 위암 등 다

146. Folkman J. Nat Rev Drug Discov. 2007.

147. Potente M. Cell. 2011.

148. Ye B. Cancer Lett. 2007.

149. Chao JC. World J Gastroenterol. 2004.

150. Kim KS. Oral Oncol. 2005.

151. Perez AT. Breast Cancer Res Treat. 2010.

양한 암종의 치료에 사용되는 의약품이다. 양정소적 캡슐은 황기, 인삼, 백출, 복령 등 16개의 본초로 구성돼있는데, 전임상 연구에서 유착, 이동, 혈관생성 억제의 효과를 보이며 다양한 항암 작용을 나타냈다[152 153]. 또 p53의 발현과 혈관 내피 생성 인자(VEGF)에도 영향을 미친다는 것이 밝혀졌다[154].

이처럼 한약에 사용되는 다양한 본초들이 이미 암 환자의 치료에 효과가 있다고 보고돼왔으며, 많은 연구가 진행되고 있다. 하지만 대부분의 연구가 단일 추출물에 대해 집중하고 있어 다양하고 효과적인 복합 한약 처방에 대한 검증이 충분히 이뤄지고 있지 않은 것이 현실이다. 앞으로 한약이 더욱 널리 암 치료에 사용되기 위해서는 복합 한약 처방에 대한 끊임없는 연구가 필요할 것이다.

152. Wang QL. Chin J Diffic Compl Case. 2008.

153. Ye L. Anticancer Res. 2012.

154. Jiang WG. Int J Oncol. 2012.

암종별 한약의 전이억제 효능

⊙ 수술 후 전이억제

수술 후 전이에 대해 한약이 미치는 영향을 알아보기 위해서 96명의 암 환자를 대상으로 임상연구가 진행됐다. 시험군은 한약치료(소류평이합제(消瘤平移合劑))를 항암치료와 병용했으며, 대조군은 항암치료만을 받았다. 치료 후 암세포의 원격 전이율과 국소 재발률을 비교해본 결과, 시험군은 각각 8.62%, 15.52%로 나타났으며, 그에 반해 대조군은 각각 44.74%, 60.53%로 나타났다(p<0.01)[155].

한 연구에서는 비소세포성 폐암 수술 환자의 재발 억제에 대한 한약(변증시치)의 효과를 평가하기 위해 336명의 근치적절제술을 시행한 폐암 환자를 대상으로 무작위대조군 연구를 시행한 후 무병생존값(Disease Free Survival)을 분석했다. 그 결과 시험군(한약 병용)은 27.87개월의 무병생존값을 나타냈으며, 그에 반해 대조군은 19.93개월의 무병생존값을 나타내 약 8개월의 차이를 나타냈다(p<0.05)[156].

---

155. Lee S. Chinese Journal of Integrated Traditional and Western Medicine. 2001.

156. Hou WX. Zhongguo Zhong Xi Yi Jie He Za Zhi. 2015.

⊙ 유방암 전이재발억제

유방암 환자의 수술 이후 전이 및 재발억제에 대한 유적(乳積(Ruji))
가감방의 효능을 평가하기 위한 연구에서는 총 102명의 stage I–III
유방암[157] 환자를 대상으로 대조군 연구를 시행하고 후향적으로 분석했
다. 시험군은 변증에 따라 다양한 한약을 복용했고, 대조군은 호르몬
치료만을 받았다. 4주간의 치료 후 환자들의 무병생존율과 원격전이
율을 비교해봤다. 그 결과 시험군과 대조군의 2, 3, 5년 무병생존율은
시험군이 각각 100%, 96.3%, 71.9%, 대조군이 각각 73.9%, 66.7%,
35.7%로 나타나 시험군이 유의하게 높았고(p<0.01), 원격전이율
(Distant Metastasis Rate)은 3년째에 시험군은 3.7%, 대조군은 31.0%,
5년째에 각각 20.7%, 60.7%로 나타나 시험군이 유의하게 낮은 결과를
보였다(p<0.01). 이러한 결과를 바탕으로 한약치료는 유방암의 전이
및 재발을 효과적으로 억제한다고 볼 수 있다[158].

또 다른 연구에서는 유방암 환자의 전이 및 재발에 대한 약침의 효
과를 평가하기 위해 총 66명의 유방암 환자를 대상으로 무작위대
조군 연구를 시행했다. 시험군은 화학요법(Docetaxel, Epirubicin,
Cyclophosphamide (TEC) Regimen)과 소암평(消癌平)[159] 주사(60mL,
i.v., qd)를 병용했으며, 대조군은 화학요법만을 받았다. 치료 이후, 전

---

157. 시호, 백작약, 당삼, 산자고, 해조, 팔월찰, 천산갑, 패모, 과루피. 간울기체시 가 천궁, 향부,
　　　진피. 담어호결시 가 의이인, 천궁, 당귀미, 적작약. 기혈양허시 가 황기, 백출, 당귀. 충임실
　　　조시 가 숙지황, 구기자, 산수유, 산약, 복령. 열독온결시 가 금은화, 국화, 포공영, 자초

158. Tian HQ. Zhongguo Zhong Xi Yi Jie He Za Zhi. 2013.

159. 통관등(通关藤)

이 및 재발 억제 효과를 비교하기 위해 종양 반응율(Tumor Response)과 무병생존율을 분석했다. 그 결과, 시험군 33명 중 26명(78.79%)에서 반응이 나타났으며, 그에 반해 대조군은 33명 중 19명(57.58%)에서 나타나 시험군이 약 22% 더 높은 반응률을 나타냈다(p<0.05). 또한 시험군과 대조군의 3, 5년 무병생존율을 비교한 결과, 시험군은 각각 66.67%, 51.52%를 나타냈고, 그에 반해 대조군은 각각 42.42%, 33.33%를 나타냈다(p<0.05)[160].

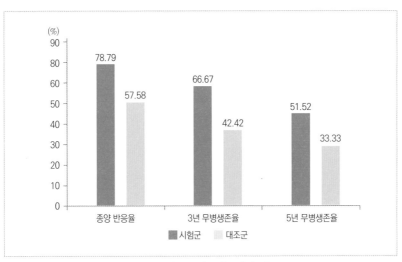

유방암 환자에 대한 소암평 주사의 종양 반응률, 3년, 5년 무병생존율

⊙ 위암 전이재발억제

위암의 재발 및 전이에 대한 한약의 효과를 평가하기 위해 총 72명의 위암 환자를 대상으로 무작위대조군 연구가 시행됐다. 시험군은 화

---

160. Ruan L. Zhongguo Zhong Yao Za Zhi. 2015.

학요법에 병용해 건비활혈해독방(健脾活血解毒方)[161]을 매일 1첩씩 12개월 동안 복용했으며 대조군은 화학요법(Etoposide, L-leucovorin, Fluorouracil, Cisplatin (ELFP) 또는 Etoposide, Doxorubicin, Cisplatin (EAP) Regimen)만을 받았다. 치료 후 재발 및 전이율을 비교한 결과 시험군은 42명 중 3명(7.14%)이 국소 재발했고 6명(14.29%)이 원격 전이를 나타냈다. 그에 반해 대조군은 30명 중 6명(20%)이 국소 재발을, 10명(33.33%)이 원격 전이를 나타내 시험군이 현저히 낮은 국소재발율(Local Recurrence Rate) 및 원격전이율(DMR)을 나타냈다. 이러한 결과에 따라 한약 처방을 병용한 치료가 위암 환자의 재발 및 전이를 효과적으로 억제한다고 할 수 있을 것이다($p < 0.05$)[162].

⊙ 결장직장암 전이재발억제

결장직장암 환자의 암 재발에 대한 한약의 효과를 평가하기 위해 366명의 환자를 대상으로 무작위대조군 연구가 시행됐다. 시험군은 화학요법(FOLFOX, XELOX, Xeloda)과 병용해 변증에 따라 사군자탕(비기허), 이선탕(신양허), 육미지황탕(신음허), 이진탕(습체), 혈부축어탕(혈어), 사등탕(장도습열) 등을 매일 1첩씩 6개월 이상 복용했으며, 대조군은 화학요법만을 받았다. 치료 후 무병생존율(DFS)을 측정 및 비교했다. 그 결과, 시험군의 1, 2, 3, 5년 무병생존율은 각각 92%, 72%, 61%, 59%로 나타났으며, 대조군의 1, 2, 3, 5년 무병생존율은 각각

---

161. 황기, 여정자, 의이인, 저령, 선학초, 계혈등, 고삼, 백화사설초, 위령선, 현삼

162. Xu YQ. Zhong Xi Yi Jie He Xue Bao. 2003.

74%, 50%, 36%, 20%로 나타났다. 1년째에는 18%에서 5년째에는 거의 40%까지 시험군의 무병생존율이 더 높게 나타난 것이다[163].

다른 연구에서는 결장직장암 환자의 암 진행에 대해 거사(祛邪) 캡슐(파두, 오수유, 건강, 육계, 천오, 반하, 귤홍 등)의 효과를 평가하기 위해 37명의 환자를 대상으로 무작위대조군 연구를 시행했다. 시험군은 화학요법(FOLFOX, FOLFIRI)과 병용해 거사 캡슐을 복용했으며, 대조군은 오직 화학요법만을 받았다. 한약은 20일 복용하고 10일 중단하는 30일을 한 번의 치료 주기로 해, 총 세 번의 치료 주기를 진행했다. 치료가 모두 끝난 후 암이 진행하기까지 걸리는 기간인 질병진행까지의 기간(Time to Progression)을 비교해본 결과 시험군은 17.76±5.62개월, 대조군은 12.68±9.26개월로 시험군에서 더 긴 질병진행까지의 기간이 나타났다. 이러한 결과를 바탕으로 거사 캡슐이 효과적으로 암의 진행을 억제하고, 따라서 재발 및 전이를 억제하는 데도 유의한 효과가 있다고 할 수 있다($p < 0.05$)[164].

◉ 간세포암 전이재발억제

한 연구에서는, 간세포암 환자의 간 절제술 이후 국소 재발 및 원격 전이 억제에 대한 건비화어방(健脾化瘀方)의 효과를 평가하기 위해 120명을 대상으로 간암치료 환자에게 간암 절제술과 한약의 병용 효과를 알아보기 위해 무작위대조군 연구를 시행해 치료 후 재발 및 전

---

163. Lu XM. Zhongguo Zhong Xi Yi Jie He Za Zhi. 2012.

164. Yang YF. Zhongguo Zhong Xi Yi Jie He Za Zhi. 2008.

이율을 비교했다. 그 결과 1년, 3년, 5년 무병생존율과 생존기간은 치료군(48명)은 78.2%, 29.2%, 14.3%와 28.7개월이었고, 대조군(56명)은 75.0%, 23.3%, 6.4%와 22.6개월이었다(p=0.045). 또 1년, 3년, 5년 전체생존율과 생존기간은 치료군은 98.3%, 78.0%, 43.6%와 52.6개월이었고, 대조군은 96.7%, 74.7%, 37.4%와 49.8개월이었다

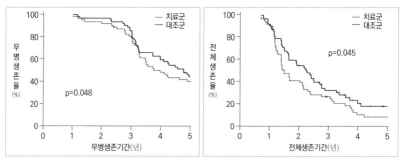

간세포암 환자의 간 절제술 이후 한약 복용군의 무병생존기간과 전체생존기간

(p=0.048)[165].

또 다른 연구에서는 간 절제술을 받은 간암 환자의 재발 억제에 대한 한약치료의 효과를 알아보기 위해 379명의 환자를 대상으로 무작위대조군 연구를 시행했다. 시험군(180명)은 간동맥 화학색전술과 병용해 시노부파시니(Cinobufacini) 약침과 해독방(묘인삼, 석견천, 삼칠근, 계내금)을 처방받았으며, 대조군(184명)은 간동맥 화학색전술만을 받았다. 그 결과, 시험군은 67명(37.22%)에서 재발이 나타났으며, 대조군은 87명(47.28%)에서 재발이 나타나 시험군이 더 낮은 재발률을 나타냈다. 이에 따라 시험군이 대조군에 비해 무병생존기간이 더 길게 나타

165. Zhong C. Asian Pacific J of Cancer Prevention. 2014.

났다. 무병생존율의 중위값을 비교했을 때, 시험군은 46.89개월, 대조군은 34.49개월로 나타나 약 1년의 차이가 있었다. 또한, 누적 1년, 2년, 3년 재발률은 시험군에서 각각 17.7%, 33.0%, 43.5%로 나타났으며, 대조군에서는 28.8%, 42.5%, 54.0%로 나타났다(P=0.026). 이러한 결과를 모두 종합했을 때, 통합치료의 간 절제술 이후 재발에 대한 억제 효과는 유의하다고 할 수 있다[166].

166. Zhai X. J Integr Med. 2013.

완화치료와 통합암치료

암성 통증

암성 피로

암성 오심구토

혈액학적 독성

상열감

딸꾹질

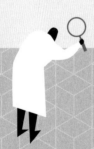

제 6 장

암 증상을 완화하는
통합암치료

완화치료와 통합암치료

완화치료는 암과 같이 증상이 심하며 생명을 위협하는 병에 대해서 매우 중요한 개념이다. 세계보건기구(WHO)에 의하면 완화치료는 생명을 위협하는 질환을 가진 환자들의 통증을 감소시키고, 증상 및 다른 치료의 부작용을 줄여줘 환자의 삶의 질을 높여주는 치료다. 완화치료는 "전체관리(Total Care)"라 정의되며, 암 환자들의 증상을 적절히 조절하고, 삶의 질을 최적화해, 그들이 "시기적절하고, 존엄하며, 평화로운 죽음"을 맞을 수 있게 한다. 조기에 시행되는 적절한 완화치료는 삶의 질을 증가시키고, 생존 시간을 늘려주며, 삶의 마지막에 받아야 할 수도 있는 공격적인 치료의 필요성을 줄여준다. 암의 유병률이 높은 노령 인구가 점점 더 늘어가는 세계적인 추세에 따라 완화치료의 중요성은 더욱 커지고 있다.

기존의 완화치료에 한계점을 볼 때, 침과 한약을 이용한 완화치료는 상당히 주목받고 있다. 침 치료는 한의학의 주요 치료 방법 중 하나로, 암 환자의 완화 및 지지치료에 널리 쓰인다. 같은 맥락에서 경락과 경혈에 대한 뜸 치료나 경피신경자극 치료 또한 침술과 병용하거나 독립적으로 사용되고 있다. 한약 처방 역시 세계적으로, 특히 한국과 중국 등에서 보조적인 암 치료로 널리 사용되고 있다. 수많은 체계적 문헌고찰들이 암 완화치료에서 통합치료가 가지는 효과 정도를 확립하기 위해 이뤄졌으며 그 근거를 제시하고 있다. 완화치료는 효과적으로 암 환자의 삶의 질을 증진시키고 생존 기간을 늘려 삶의 마지막을 잘 보낼

수 있도록 해주는 것이 주목적이다. 따라서 완화치료가 환자의 삶의 질
과 생존율에 대해 가지는 효과에 대해서 검증하는 것은 매우 중요하다.
통합암치료법 중 특히 침과 한약에 대한 체계적 문헌고찰과 무작위대
조군 임상연구가 이를 검증하기 위해 시행됐다.

한 연구에서는 황기약침이 암 환자의 삶의 질에 미치는 영향을 평가
하기 위해, 108명의 암 환자를 대상으로 무작위대조군 연구를 시행했
다. 60명의 시험군과 48명의 대조군으로 나눠 시험군에게는 2주 동안
매일 1회 족삼리에 황기약침(2mL)을 처치했고, 대조군에게는 2주 동
안 주 2회 에너지 신바이오틱스(Energy Synbiotics), 지질, 알부민을 투
여해 그 효과를 비교했다. 족삼리는 정강이 부위에 위치해, 한의학에서
매우 다용되는 혈자리다. 황기는 대표적인 한약재 중 하나로, 항암 치
료에서 빠지지 않는 약재 중 하나다.

치료 후 삶의 질을 측정하는 지수인 카노프스키 점수(Karnofsky Score)
를 통해 반응률을 측정했는데, 그 결과 황기약침 치료를 진행한 그룹이
대조군보다 약 두 배 더 높게 나왔다 (p<0.01). 따라서 황기약침 치료는
암 환자의 삶의 질에 대해 유의한 효과를 가진다고 할 수 있다[167].

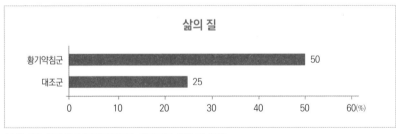

암 환자에 대한 황기 약침치료군과 대조군의 삶의 질 차이

167. Qing X. Traditional Chi Med J of Liaoning. 2005.

또 다른 연구에서는 통합치료가 폐암에 미치는 다양한 효과를 평가하기 위해 4편의 무작위대조군 논문에 대한 메타 분석을 시행했다. 치료군은 화학요법과 병용해 다양한 한약을 복용했으며, 대조군은 항암화학요법만을 받았다. 그 결과 치료군에서 2년 생존율은 223명 중 74명인 33.18%이었고, 대조군에서는 183명 중 25명인 13.66%였으며 (OR=3.44, 95% CI(2.04~5.80)), 시험군과 대조군 간에 유의한 차이를 보였다(p<0.01)[168].

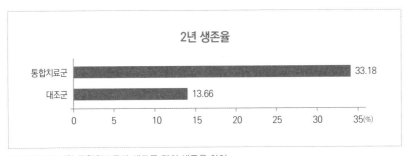

폐암 환자에 대한 통합치료군과 대조군 간의 생존율 차이

---

168. Yang S. Chin J Integr Med. 2012.

암성 통증

암성 통증은 복합적이고 일시적으로 바뀌는 증상으로 복합된 기전으로 발생하는 통증의 최종 결과이다. 염증성, 신경병증성, 압박성 기전들이 다발적인 부분들에서 발생하며, 주관적이고 이질적인 경험으로써 개인적인 유전상태, 과거력, 기분, 기대 및 문화에 의해 영향을 받는다.

암성 통증의 분류는 병태생리학적인 분류와 통증 기간에 따른 분류로 구분할 수 있다. 병태생리학적으로는 침해수용 통증과 신경병증 통증으로 분류되며 두 가지의 분류에 따라 통증의 양상과 그에 따른 각각의 치료 방법이나 연구현황이 달라 분류해 처치할 필요가 있다.

① **침해수용 통증**(Nociceptive Pain)

침해수용체에 기계적, 화학적, 열 자극 등이 가해져 생기는 통증이다.

가. 체성통(Somatic Pain) : 피부, 뼈, 근육과 관련된 통증으로 국소적이고, 날카롭고, 욱신거리거나 압박감이 있는 양상으로 나타난다.

나. 내장통(Visceral Pain) : 내장 기관과 관련해 나타나는 통증으로 쑤시고, 쥐어짜는 듯하고, 복강 내 종양의 경우처럼 광범위한 양상을 나타낸다. 내장통의 경우 연관통을 유발하기 쉽다.

② 신경병증 통증(Neuropathic Pain)

신경의 허혈, 절단 등에 의한 신경세포의 손상 혹은 기능이상으로 야기된다. 타는 듯한 통증 혹은 저린 느낌, 전기가 통하거나 찌르는 듯한 느낌 또는 따끔거리는 통증을 느끼게 되며, 신경이 손상된 것이 아니더라도 자극에 과민해진 상태에서 이질통이 발생한다.

암 환자들의 통증은 주로 다양한 양상을 나타내며, 대부분 신경병증 통증이 관여돼있다. 신경병증 통증은 암 환자의 통증 중 가장 다루기 어려우며, 일반적으로 약물 치료에 잘 반응하지 않는다. 침 치료는 중추 뇌 경로를 활성화해, 신경병증 통증에 기여하는 반응을 억제하는 효과가 있다.

발생기간에 따른 분류는 급성, 만성, 돌발성으로 나뉜다.

① 급성 통증(Acute Pain)

통증이 지속되지 않고 빠른 시간 내에 해소되는 통증을 말한다. 일반적인 침, 약침 및 한약치료 또는 일반 진통제로 조절이 가능하다.

② 만성 통증(Chronic Pain)

암 환자 대부분에게 오는 통증으로, 3~6개월 이상 지속되는 통증을 말한다. 마약성 진통제를 써야 할 확률이 높다.

③ 돌발성 통증(Breakthrough Pain)

비교적 안정적이고 적절히 조절되는 한계치의 통증을 가진 환자에서 일시적으로 통증이 증가되는 것으로 정의된다. 만성 통증이 있는 와중에서도 돌발적으로 발생하므로, 이에 대해서는 증상이 있을 때마다 침, 약침 및 한약치료를 하거나 속효성 마약성 진통제를 사용하게 된다.

암성통증을 일으키는 원인은 크게 3가지로 나눌 수 있는데, 약 70% 정도가 종양 자체에 관련해서 나타나며, 암 치료 및 진단 관련의 원인이 약 20%이며, 나머지 10% 이하는 암과 관련이 없는데도 함께 나타나는 통증이다.

① 종양 관련(70%)

종양에 의한 압박 및 침윤이 존재하는 부위에서 화학적 통증 전달물질 매개로 통각수용기와 기계 수용체가 자극돼 발생한다. 척수 및 말초 신경이 종양에 의해 압박 및 침윤된 경우 직접적인 신경 손상 및 자극에 의한 신경병증성 통증이 발생한다.

② 암 치료 및 진단 관련(20%)

수술, 방사선요법, 항암 화학요법 등의 치료에 의해 신경이 손상될 경우 신경병증성 통증이 발생한다. 상처 관리, 정맥 라인 잡는 것, 주사, 수기, 골수 흡인, 요추 천자, 피부 생검과 같은 치료와 관련된 절차나 검사에서도 발생할 수 있다.

③ 암과 관련 없는 통증(10% 미만)

우연의 일치이거나 암과 관련 없는 통증으로, 담관염, 장폐색, 관절염 등으로 인해 발생하며 암으로 인한 통증과의 감별 진단이 필요하다.

암성 통증의 유병률은 약 52~80%다. 국내연구에 따르면 암의 진단 초기에 있거나 혹은 적극적인 항암치료를 받고 있는 암 환자의 30~50%, 진행된 상태인 경우에는 약 60~70%, 말기의 경우에는 80~90% 정도가 통증으로 고통받고 있다. 이렇게 많은 환자들이 암성 통증으로 고통 받고 있음에도 불구하고, 그중 50~60% 이상은 통증 관리가 적절하지 못한 것이 현실이다[169].

⊙ 침 치료

암성 통증에 관한 한의학적 치료를 살펴보면 한 연구에서 이침 요법이 암 관련 통증에 대해 가지는 효과를 확인하기 위해서 무작위대조군 연구를 시행했다. 총 90명의 환자를 대상으로 진행된 시험은, 환자를 침 치료군, 플라시보 자침군, 플라시보 이압군으로 나눠 무작위 배정, 맹검, 대조군 임상시험을 진행했다. 그 이후 통증을 측정하는 지수(Visual Analogue Scale)를 측정한 결과, 다른 대조군들은 큰 변화가 없었으나 침 치료군은 VAS가 약 36% 정도 감소했다[170].

169. 김열. 국립암센터/보건복지부. 2011.

170. Alimi D. J Clin Oncol. 2003.

암성 피로

암성 피로란 종양 자체 또는 종양 치료로 인해 발생하는 주관적인 피로감을 말하며, 지속적이고 강도가 심하며 휴식에도 쉽게 회복되지 않아 삶의 의욕을 잃게 만들기도 한다. 암성 피로는 진행성 암일수록 더 흔하며, 종양의 종류와도 연관 있다. 종양 관련 치료나 골수 이식을 받는 환자에서 가장 흔히 나타나는 부작용이다. 이는 정신적인 기능을 떨어뜨리기도 하고, 삶의 질에 영향을 주며, 피로로 인해 원래 갖고 있던 증상들을 더 심하게 느낄 수 있다.

의료기술과 암 치료기술이 발달함에 따라 암 생존자의 수가 서서히 증가하는 추세다. 이 때문에 암성 피로의 관리는 중요한 문제다. 암종과 암의 병기에 따라 적게는 25%, 많게는 거의 100%의 암 환자들이 암성 피로를 경험한다. 암성 피로는 사망률과도 관련이 있으며, 일상생활의 활동 및 전반적 삶의 질을 낮추며, 취업, 가정, 사회관계 그리고 성생활을 방해한다. 암 치료 이후 몇 년까지도 피로가 지속되는 경우도 많은데, 이러한 실정에 비해 치료 방법은 아직 한정돼있다.

⊙ 침 치료

한 연구에서는 다양한 치료법에 비교해 침 치료가 암성 피로에 대해 가지는 효과를 알아보기 위해 무작위 배정 대조군 논문 7편을 토대로 4건의 메타분석을 시행했다. 그 결과, 다양한 치료법에 비해 침 치료가 더 월등한 피로 감소 효과를 보였음을 알 수 있었다. 특히, 기존의 일반 관리에 비해 침 치료가 암성 피로의 감소에 훨씬 탁월한 효과를 보였다[171].

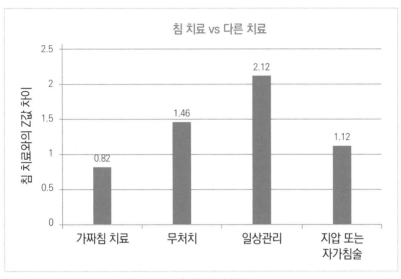

침 치료가 암성 피로에 대해 가지는 효과에 대한 메타분석 연구(차이가 클수록 침 치료의 효과가 더 월등함을 의미함)

　다른 연구에서는 침 치료가 유방암 환자의 암성 피로에 대해 가지는 효과를 평가하기 위해서 302명의 유방암 환자를 대상으로 무작위대조군 연구를 시행했다[172]. 유방암 환자 302명 중 75명에게는 기존의 치료를 하고, 227명에게는 기존 치료에 침 치료를 병용해 비교했다.

　치료를 시작하기 전에 피로를 측정하는 지수인 일상피로점수(General Fatigue Score)를 측정하고, 각각 치료를 6주 진행한 후에 다시 측정해, 전과 비교해 얼마나 감소했는지를 비교했다.

---

171. Zeng Y. Integr Cancer Ther. 2014.

172. Molassiotis A. J Clin Oncol. 2012.

그 결과, 기존 치료를 받은 그룹은 평균 점수가 0.62 감소했지만, 침 치료를 병용한 그룹은 3.72 감소해, 일상피로점수의 감소율에 유의한 차이가 있었음을 알 수 있다. 따라서, 침 치료가 유방암 환자의 암성 피로에 대해 기존 치료보다 더 월등한 효과가 있었다고 할 수 있다.

◉ 경혈지압

한 연구에서는 자가경혈지압이 암성 피로에 대해 유효한지 평가하기 위해서 288명의 유방암 생존자를 대상으로 무작위대조군 연구를 시행했다[173]. 288명의 유방암 생존자를 안정 경혈지압군, 자극 경혈지압군, 대조군으로 나눠 10주 동안 치료를 하고 그 효과를 비교했다. 안정을 시키는 경혈지압군은 인당과 양측의 안면, 신문, 삼음교, 태충을 지압했다. 자극을 주는 경혈지압군은 백회, 기해와 양측의 합곡, 족삼리, 삼음교, 태계를 지압했다. 이들은 매일 한 번, 각 혈자리를 3분간 동그란 원을 그리며 지압했다. 지압군은 6주간 지압 치료를 받고, 그 이후 4주간 기존의 치료만 받으면서 매주 간단피로설문(Brief Fatigue Inventory)을 통해 피로도를 측정했다.

6주 후에 지압군과 대조군의 피로설문을 비교한 결과, 두 지압군 모두 대조군에 비해 피로도가 현저히 감소함을 확인할 수 있었다(각 34%, 27%, -1% 감소). 또한 치료를 중지한 다음 4주가 경과한 10주 후에도 경혈지압군의 피로지수가 대조군보다 현저히 낮아 효과가 오래 지속되는 것을 보여줬다.

---

173. Zick SM. JAMA Oncol. 2016.

암성 오심구토

암성 오심구토란 화학요법과 방사선 치료 등의 치료 부작용, 뇌종양 및 뇌전이, 전해질 불균형, 소화관 출혈 및 종양으로 인한 혹은 인하지 않은 장폐색 등으로 인해 발생하는 것으로 정의되며, 일반적인 구토 및 오심과 구분돼야 한다.

암성 오심구토는 다양한 원인으로 인해 유발되지만, 크게 뇌종양, 위장관 폐색, 그리고 항암 화학요법의 3가지로 구분할 수 있다. 그 외에도 방사선 요법, 마약성 진통제 독성, 만성 신부전 및 요독증, 복수, 간 비대, 십이지장 또는 췌장 종양으로 인한 기계적 폐색 등의 원인이 있다.

① 뇌종양

뇌종양이 뇌압을 상승시켜 구토를 일으키며, 잠에서 깨어나자마자 곧 사출성 구토를 하는 것이 특징이다. 소아에 있어 오심이 없으면서 치료하기 어렵거나 만성적인 구토는 신경학적 징후가 없을 시에도 뇌압상승의 지표가 될 수 있다.

② 위장관 폐색

종양의 위장관 폐색이 소장 근위부에 나타날수록 오심과 구토 증상이 더 자주 심하게 나타나나, 단순 방사선 복부 사진상에서의 공기액체층과 같은 특징들은 잘 나타나지 않는 것이 특징이며, 소장 원위부에 나타날수록 근위부의 특징과 반대 현상이 나타난다.

십이지장 폐색의 흔한 원인은 담관암, 췌장암, 담낭암이며, 원위부 장폐색은 주로 직장암과 난소암에 의해 발생한다.

종양의 장폐색 유형은 다음과 같다.

가. 내강의 종양이 직접 막거나 장 중첩의 지점으로 작용하는 경우
나. 내벽의 종양이 점막층까지 확장해 내강을 막거나 연동운동을 저해하는 경우
다. 장간막과 그물망의 악성 종양 또는 악성 종양으로 인한 협착들이 장을 굴곡시키고 꼬이게 해, 외벽성 폐색을 일으키는 경우
라. 장간막, 장근층, 창자신경얼기 또는 복강신경얼기에 종양이 침범해 장운동 장애를 일으키는 경우

③ 항암 화학요법

항암 화학요법으로 인한 구토는 급성 구토, 지연 구토, 예기 구토의 세 가지로 분류할 수 있다.

가. 급성 구토

항암제 투여 후 24시간 내 발생하며, 보통 투여 후 1~2시간에 시작해 4~6시간에 최고조에 이른다.

나. 지연 구토

항암제 투여 후 24시간 이후에 발생하는 구토로, 구토 유발의 고위험 약물(>90%)로는 시스플라틴($\geq$50mg/m^2), 사이클로포스파마이드(>1,500mg/m^2), 안트라사이클린+사이클로포스파마이드, 칼무스틴(>250mg/m^2), 메클로르에타민, 스트렙토조토신, 다카바진이 있다.

다. 예기 구토

이전에 항암제 후유증으로 구역과 구토를 심하게 겪은 환자에서 항암제 관련 자극 및 인지로 발생하는 조건반사적인 구토다.

⊙ 화학요법 유발 오심구토

화학요법 유발 오심구토란 암 치료를 위한 화학요법으로 인해 유발된 오심과 구토를 말한다. 암 치료를 시작하는 환자들은 화학요법 유발 오심구토를 가장 두려운 부작용으로 꼽는다. 적절하게 조절되지 않은 구토는 일상 활동과 삶의 질을 낮추며, 다른 치료를 요구하게 하며, 때로는 치료 순응도를 낮출 수도 있다.

⊙ 약침

한 연구에서는 약침이 화학요법 유발 오심구토에 대해 가지는 효과를 평가하기 위해 총 2,459명의 환자를 포함한 22편의 무작위대조군 연구 논문에 대한 메타분석을 시행했다[174]. 그 결과 약침이 화학요

---

174. Cheon S. Evid Based Complement Alternat Med. 2014.

법 유발 오심구토의 강도를 유의하게 낮췄으며(3 trials, RR 1.28, 95% CI=1.14-1.44), 화학요법 유발 오심구토의 빈도 또한 유의하게 낮아졌음을 확인했다(2 trials, RR 2.47, 95% CI = 2.12-2.89).

다른 연구에서는 혈액 종양으로 인한 난치성 구토에 대한 약침의 효과를 평가하기 위해 51명의 환자를 대상으로 무작위대조군 연구를 시행했다[175]. 26명의 환자(시험군)에의 족삼리에 프로메타진 주사(1mL(0.25mg)을 양측 족삼리에 나눠)를 투여하고, 나머지 25명의 환자(대조군)에게는 10mg 메토클로프라미드를 투여했다. 그 결과 족삼리 약침 치료군은 치료율이 80.7%였으나 대조군은 24%에 그쳤고, 총 유효율 또한 족삼리 약침 치료군은 96.2%, 대조군은 68%였다.

비소세포성 폐암 환자의 Grade 3~4의 오심구토에 대한 삼기부정(參芪扶正) 약침의 효과를 평가하기 위해서 84명의 환자를 대상으로 무작위대조군 연구를 시행했다[176]. 84명의 비소세포성 폐암 환자를 무작위로 시험군(42명)과 대조군(42명)으로 나눠, 시험군에게는 시스플라틴+비노렐빈(NP) 항암요법과 함께 하루 1회 250mL의 삼기부정 약침 치료를 병용했고, 대조군은 항암요법만을 받게 했다.

치료가 끝난 후 오심구토를 보인 비율을 비교해본 결과, 시험군 42명 중 4명, 즉 9.5%에서 오심구토를 나타냈고, 그에 반해 대조군은 42명

175. Liu Z. Guangdong Med J. 2011.

176. Zhen JH. JiangXi Jl of Tradit Chin Med. 2009.

중 15명, 즉 35.7% 정도가 오심구토를 나타내 약침 치료를 병용한 시험군이 약 26% 정도 더 낮은 오심구토 비율을 나타낸 것이다.

⊙ 한약

한약치료가 암성 오심구토에 대해 가지는 효과를 평가하기 위해서 총 581명의 환자를 대상으로 한 9건의 무작위대조군 연구에 대한 체계적 문헌고찰이 시행됐다[177]. 시험군은 간동맥색전술과 함께 한약치료를 병용했으며, 대조군은 간동맥색전술만을 받았다. 치료가 끝난 후 두 그룹의 오심구토의 정도를 비교했다. 그 결과 시험군은 303명 중 169명, 즉 55.8%가 오심구토를 보였으며, 대조군은 278명 중 180명, 즉 64.7%가 오심구토를 보였다. 한약치료를 병용한 환자들이 약 10% 정도의 오심구토 감소를 나타낸 것이다.

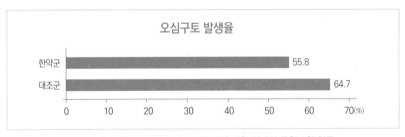

간동맥색전술과 함께 병용한 한약치료의 암성 오심구토에 대한 체계적 문헌고찰 연구

---

177. Cheung F. Evid Based Complement Alternat Med. 2013.

혈액학적 독성

상당수의 암은 진단 시 이미 진행성으로 수술이 불가능하다. 따라서 화학요법이 표준적 치료로서 널리 사용되고 있다. 하지만 그 부작용으로 백혈구 감소증, 혈소판 감소증, 빈혈, 오심, 구토 등 환자의 삶의 질과 치료 효과에 심하게 영향을 줄 수 있는 혈액 또는 위장관의 독성이 보고되고 있다. 세포독성 화학요법은 조혈계를 억제해 인체보호 기전을 저해하고, 견뎌낼 수 있는 화학요법의 용량 또한 제한한다. 혈액학적 독성 중 가장 심각한 종류인 백혈구 감소증은 화학요법 용량 감소로 인해 치료에 악영향을 미치고 지연시킬 뿐만 아니라, 생명을 위협하는 감염의 위험과도 연관이 있다.

백혈구 감소증, 혈소판 감소증

백금계 화학요법은 백혈구 감소증을 유발하며 또한 항암치료가 유발하는 골수억제는 심각한 혈소판 감소증을 유발시키며 이는 출혈 합병증의 위험, 그리고 혈소판 수혈의 필요성을 일으킬 수 있다. 그러나 현재로서 혈소판 감소증에 대한 유일한 치료는 혈소판 수혈뿐이다. 그러나 한 연구에서는 백금계 화학요법의 독성을 낮추고 치료효과를 증가시키기 위해서 다양한 한약물들의 복용을 병용해 진행성 비소세포 폐암의 치료에 사용했으며 이들이 화학요법과 병용 시 생존율 및 기간, 종양 반응률 등을 향상시켰고, 백혈구 감소증 등 화학요법의 독성을 감소시킨다는 사실을 발견했다[178]. 해당 연구에서는 삼기부정(参芪扶正) 약침의 백혈구 감소증에 대한 효과를 알아보기 위해 총 1,463명의 환자를 대상으로 한 20편의 무작위대조군 연구 논문을 종합해 체계적 문헌고찰을 시행했다. 시험군은 백금계 항암치료에 삼기부정 약침을 병용했으며, 대조군은 백금계 항암치료만을 받았다. 시험군은 736명 중 68명, 즉 9.2%에서 백혈구 감소증을 보였으며, 대조군은 727명 중 180명, 즉 24.8%에서 백혈구 감소증을 보였다. 삼기부정 약침 치료를 받은 군이 그렇지 않은 군에 비해 15% 정도의 백혈구 감소증 감소효과를 보인 것이다.

뿐만 아니라 앞의 삼기부정 약침 연구에서 시험군은 664명 중 20명, 즉 3%에서 혈소판 감소증을 나타냈고, 대조군은 671명 중 64명, 즉 9.5%에서 혈소판 감소증을 보여 삼기부정 약침 치료를 받은 군이 그렇지 않은 군에 비해 3배 이상의 혈소판 감소증 예방 효능을 나타냈다.

빈혈

빈혈은 혈액 중의 적혈구 또는 헤모글로빈이 부족한 상태, 또는 혈액이 산소를 운반하는 능력의 감소로 정의된다. 빈혈이 오면, 피로, 쇠약, 숨이 차거나 운동 능력 저하 등의 증상이 나타날 수 있으며, 심하면 어지러움, 혼란, 실신 등이 올 수 있다. 암과 관련해서는 종양 자체, 항암 요법, 또는 출혈로 인해 나타날 수 있다.

---

178. Dong J. Exp Clin Cancer Res. 2010.

⊙ 한약치료

한약치료가 암성 빈혈에 대해 가지는 효과를 알아보기 위한 한 연구에서는 총 553명의 환자를 대상으로 한 6편의 무작위대조군 임상연구에 대한 체계적 문헌고찰을 시행해 한약이 항암제 유발 빈혈에 미치는 효능을 확인했다[179].

시험군은 기존의 치료에 한약치료를 병용했으며, 대조군은 기존 치료만을 유지했다. 치료가 끝난 후 비교한 결과, 시험군은 281명 중 75명, 즉 26.7%에서 빈혈이 발생했으며, 대조군은 272명 중 113명, 즉 41.5%에서 빈혈이 발생해 한약치료를 받은 군이 그렇지 않은 군에 비해 빈혈의 발생율을 15% 정도 낮췄다.

⊙ 약침

암서(岩舒) 약침[180]이 암성 빈혈에 대해 가지는 효과를 알아보기 위해, 총 182명의 비소세포성 폐암 환자를 대상으로 무작위대조군 연구를 시행했다[181]. 182명의 환자를 시험군(92명)과 대조군(90명)으로 배정해, 시험군에는 시스플라틴 항암요법과 함께 매일 20mL의 암서 약침을 투여했고, 대조군에는 항암요법만을 진행했다. 치료 후 결과에서 시험군은 92명 중 8명, 즉 8.7%에서 빈혈이 나타났고, 그에 반해 대조군은 90명 중 16명, 즉 17.8%에서 빈혈이 나타났다. 즉 암서 약침 치료

---

179. Li SG. PLoS One. 2013.

180. 고삼(Sophorae Flavescentis Radix), 토복령(Heterosmilacis Japonicae Rhizoma)

181. Zhu LM. Chine J of Clin Onc and Rehab. 2011.

를 받은 군에서 그렇지 않은 군에 비해 절반 정도 낮은 빈혈의 발생률이 나타난 것이다.

상열감

유방암(여성) 또는 전립선암(남성) 환자에게서 상열감은 상당히 흔한 증상이며, 일상 활동, 수면, 그리고 삶의 질에 악영향을 미치는 요인이다. 현재 표준 치료는 호르몬 요법인데, 이는 심혈관 질환의 위험을 증가시키며, 유방암의 발생률과 재발률을 증가시키는 부작용이 있다. 따라서 유방암과 전립선암 생존자가 늘어남에 따라서 이러한 혈관운동성 증상에 대한 비호르몬 치료에 대한 요구가 증가하고 있다.

⊙ 침 치료

호르몬 치료에 비해 침 치료는 심각한 부작용이 없는 치료법으로서, 중추 베타-엔도르핀 활성을 증가시키는 효과가 있어 시상하부의 체온 조절을 안정화시킬 수 있을 것으로 보여 상열감에 대한 치료법으로 제시되고 있다. 연구설계가 잘된 무작위 배정 임상시험 논문 7편을 대상으로 체계적 문헌고찰을 시행한 결과, 상열감은 평균적으로 침 치료 기간 동안(5주~12주) 43.2%의 감소를 보였으며, 치료가 끝난 후 추적조사(3~9개월) 한 결과 45.6%의 감소효과가 지속적으로 나타났다[182]. 또한 침 치료의 효과는 처치 후에도 최소 3개월 이상, 길게는 21개월까지 지속됐다.

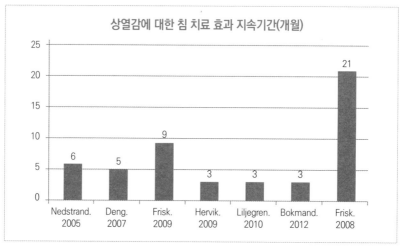

상열감에 대한 침 치료 효과 지속기간(개월)

무작위 배정 임상시험 논문 7편을 대상으로 침 치료의 상열감에 대한 체계적 문헌고찰

또 다른 연구에서는 침 치료가 유방암 환자의 상열감에 미치는 효과를 알아보기 위해 무작위대조군 연구를 시행했다[183]. 94명의 여성을 침 치료군, 가짜 침 치료군, 무처치군으로 나눠 12주 동안 치료를 진행했으며 VAS 점수를 통해 증상의 변화를 확인했다. 그 결과 침 치료군에서는 52%의 환자가 상열감 감소를 보였고, 가짜 침 치료군과 무처치군에서는 약 24%의 환자만이 상열감 감소를 보였다(p<0.05). 효과는 2차 치료시점부터 나타났으며 마지막 치료 후에도 12주간 지속됐다.

---

182. Jessica W. Support Care Cancer. 2014.

183. Bokmand S .Breast. 2013.

딸꾹질

48시간 이상 지속되는 지속적인 딸꾹질은 일상 활동을 방해하고, 불면증, 피로, 불안, 우울, 영양실조, 탈수, 전해질 불균형, 심부정맥, 그리고 심지어는 사망을 초래할 수 있다. 지속적이며 다루기 어려운 딸꾹질을 치료하기 위해 다양한 약물이 사용돼왔으나 아직까지 표준치료법이 정립되지는 못했다. 바클로펜(Baclofen)은 가장 흔한 딸꾹질 치료 약물이나, 과잉진정, 어지러움, 쇠약, 운동 실조, 혼란 등의 부작용을 자주 나타낸다. 그 외의 다른 약물 요법 역시 암 환자에게서 다양한 부작용을 나타낸다고 보고됐다.

◉ 침 치료

침 치료는 딸꾹질 치료에 오랫동안 사용돼왔으며, 암 환자의 딸꾹질에 대한 부작용 없는 대안적 치료법이 될 수 있다.

한 연구에서는 암 환자의 딸꾹질에 대한 침 치료의 효과를 알아보기 위해 총 164명의 환자를 대상으로 한 3편의 무작위 배정 임상논문에 대해 메타분석을 시행했다[184]. 그 결과, 침 치료군은 99명 중 82명, 즉 82.8%에서 효과를 보였으며, 대조군(근육내주사)은 63명 중 27명, 즉 42.9%에서 효과를 보여 40% 정도의 큰 차이를 나타냈다(pooled RR,

---

184. Choi TY, Complement Ther Med. 2012.

1.87; 95% CI, 1.26~2.78).

또 다른 무작위 배정 임상연구에서는 악성 종양으로 인한 난치성 딸꾹질 치료에 대한 족삼리 약침 치료의 효과를 알아보기 위해서 무작위로 치료군 25명, 대조군 22명을 배정하고 연구를 진행했다[185]. 치료군은 아니소다민(Anisodamine)[186]을 족삼리에 놓았고 대조군은 근육주사로 투여했다(매일 2차례 3일간). 그 결과 시험군에서 완치 4명, 유효 15명으로 총 유효율은 76%였다. 대조군에서는 완치 1명, 유효 7명으로 총 유효율은 36.36%였다.

185. Sui H. Chine J of Misdiagno. 2009.
186. 중국에서 급성 순환기 쇼크에 사용하는 약물

금은화(金銀花)

등리(藤梨)

반지련(半枝蓮)

백두옹(白頭翁)

백화사설초(白花蛇舌草)

산두근(山豆根)

삼칠근(三七根)

상황(桑黃)

섬수(蟾酥)

아담자(鴉膽子)

아출(莪朮)

어성초(魚腥草)

오수유(吳茱萸)

왕불류행(王不留行)

용충초(蛹蟲草)

유향(乳香)

인삼(人蔘)

인진(茵陳)

천화분(天花粉)

청호(靑蒿)

택칠(澤漆)

패장초(敗醬草)

황기(黃芪)

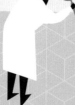

제 **7** 장

통합암치료에
활용되는
전통 항암약물

금은화(金銀花)

금은화(Honeysuckle Flower)는 4종류의 꽃(Caprifoliaceae, Lonicera Japonica, Lonicera Confusa, Lonicera Fulvotomentosa 및 Lonicera Hypoglauca)의 꽃봉오리에서 유래한다. 초여름에 꽃을 피우기 전에 꽃봉오리를 채집하게 되면 보다 높은 품질의 약초를 얻으며 그늘에서 건조돼야 한다.

금은화의 물 및 알코올 추출물은 생쥐 육종 180, 에를리히 복수 암세포 및 HepG2 간암을 포함한 여러 인간 암종 세포의 세포실험에서의 세포독성 효과를 입증했다[187][188].

CH27 세포에서 금은화 추출물의 광역학 치료 효과(Photodynamic Therapeutic Effect)는 AIF 및 p38 관련 경로의 활성화를 통한 카스파제-3의 독립적인 세포사멸의 유도 및 HSP27의 방현을 동반했다[189]. 금은화의 휘발성 물질은 리나룰(Linalool)과 4-테르피네올(4-Terpineol), 네로리돌(Nerolidol), 볼라타일(Volatiles), cw-자스몬(cw-Jasmone), cw-3-헤세닐 티글레이트(cw-3-Hexenyl Tiglate), 피란스-리나룰 옥사이드(Firans-Linalool Oxide) 및 메틸 팔미테이트(Methyl Palmitate) 등의 성분들로 이뤄져 있다. 볼라타일은 세포실험

---

187. The First Hospital of Chinese Army. Chinese Materia Medica. 1999.

188. Phan M. Caprifoliaceae of Vietnam. 2002.

189. Leung H. Food Chem Toxicol. 2008.

에서 인간 종양 세포의 증식을 억제하는 능력이 있다. HepG2 간암 세포(IC50 : 7.58pg/mL)에 대해 세포독성을 보였으며, U251 신경 교종 세포(IC50 : 7.92pg/mL)에 대해 유의한 세포독성 효과를 나타냈는데, 이는 항암제인 시스플라틴(IC50 : 8.66pg/mL)과 유사했다[190].

금은화의 주요 항종양 성분은 폴리페놀 성분들로 이뤄져 있다. 폴리페놀릭 추출물은 G2/M 전이 및 세포사멸에서 세포주기 정지의 유도와 함께 HepG2 간암 세포의 증식을 억제했다. 폴리페놀릭 추출물 처치 후 CDK1, CDC25C, cyclin-B1, PARP, 전카스파제-3 및 전카스파제-9의 발현이 감소됐다. PI3K/Akt는 억제됐고 MAPKs 신호전달 또한 억제돼 항간암 효과를 활성화시켰다[191].

금은화로부터 분리된 두 가지의 페놀, 프로토카테츄익산(Protocatechuic Acid)과 클로제닉산(Chlorogenic Acid)은 100pmol/L의 농도에서 HepG2 간암 세포를 효과적으로 살상할 수 있었다. 프로토카테츄익산은 억제 작용을 하는 동안 HepG2 세포의 JNK-의존적 세포사멸을 촉진시켰다[192].

190. El-Kashoury EA. Egyp J Biomed Sci. 2007.

191. Park HS. Food Chem. Toxicol. 2012.

192. Yip E. Cell Biol Toxicol. 2006.

등리(藤梨)

등리는 액티니디에세에 나무(Actinidiaceae Tree) 액티니디아 차이넨시스(Actinidia Chinensis)의 과실이다. 이 식물은 중국의 양쯔강 계곡뿐만 아니라 중국 동부 연안의 절강 지방이 원산지다. 키위의 생과실, 말린 과실, 뿌리 그리고 줄기(10년 이상)는 전통의학 약물로 사용된다.

현대 연구에 따르면 키위는 피크롤론산(Picrolonic Acid) 또는 벤조피렌으로 유발된 돌연변이에 대해 항돌연변이 효과를 나타냈다[193]. 키위 주스는 니트로사민(Nitrosamine) 형성을 억제하고 돌연변이 유발을 차단할 수 있다[194][195].

키위의 과실과 뿌리에서 파생된 다양한 추출물은 여러 종류의 인간 고형 종양 세포(경구, 식도, 위장, 결장 및 폐)에 대한 선택적 세포독성 성분을 포함하고 있는 것이 입증됐다[196][197][198][199][200]. 키위 에탄올 추출물은 인간 A549 폐암 세포의 증식을 40~160μg/mL의 농도에서 억제할 수

193. Lee H. Mutation Res. 1988.

194. Mizuno M. Agricul Biol Chem. 1988.

195. Song PJ. Yingyang Xuebao. 1984.

196. Motohashi N. J Ethnopharm. 2002.

197. Cao SF. J Shanxi Med Univ. 2007.

198. Wei PF. J Shaanxi TCM Univ. 2005.

199. Sun XF. Shandong Yiyao. 2006.

200. Hu B. Zhongguo Shiyan Fangjixue Zazhi. 2013.

있었으며, 그 효과는 DNA 합성의 억제 그리고 Ki-67 항원의 발현 감소와 관련이 있었다[201].

키위 뿌리에서 12개의 페놀릭(Phenolic) 성분과 4쌍의 이성체 플라보노이드(Flavonoids)가 분리됐다. 플란촐-A-D (1-4)(Planchols-A-D (1-4))로 명명된 네 가지의 페놀릭 화합물은 시험관 내에서 생쥐 P388 백혈병 세포와 인간 A549 폐 선암종 세포에 대해 현저한 억제를 보였다. IC50 값은 P388 세포에서 2.5~5.05uM 및 A549 폐암세포에서 1.44~4.5uM 이었다. 예비 구조 활성상관(Structure activity relationship) 분석은 수산기(Hydroxyl) 그룹이 메톡시화(Methoxylation) 또는 아세틸화(Acetylation)에 의해 대체될 때, 감소된 세포독성으로 인한 억제 효과에 플란촐-A-D (1-4)의 수산기(Hydroxyl)가 필수적이라는 것을 나타냈다[202].

트리테르페노이드(Triterpenoids) 그룹은 천화분의 뿌리에서 분리됐다. 그 성분들은 시험관 내에서 인간 LoVo 결장암 세포(각각 IC50:6.0, 2.9 그리고 13.9pg/mL)에 대해 적절한 억제를 보였으며, HepG2 간암 세포의 성장을 억제했다(IC50:9.2pg/mL)[203]. 항암성 다당류(Polysaccharides)는 천화분의 뿌리 또는 과실로부터 여러 연구 그룹에 의해 제조됐으며, 암세포의 성장에 대한 강력한 생체 내 억제 효과를 나타냈다. 종양 이식 마우스에 대해 75~125mg/kg로 복강투여 한 결과 종양억제율이 유의하게 높았고, 복수 간암 및 에를리히 복수 암에서는 88.8% 이상, 고형 간암에서는 49.6% 이상이었다.

201. Du QC. Zhongguo Laonianxue Zazhi. 2011.

202. Chang J. Planta Med. 2005.

203. Xu YX. Fitoterapia. 2010.

반지련(半枝蓮)

반지련은 라미세에(Lamiaceae) 식물의 스쿠텔라리아 바바타 (Scutellaria Barbata)에서 기원한다. 다년생 식물은 한국뿐만 아니라 중국 남부지역과 몇몇 중부 지방에서 자연적으로 분포한다. 약초는 일반적으로 5월, 7월, 9월에 수집되며 전통적인 중국 방식으로 햇볕에서 말린다.

반지련은 오래전부터 대장, 폐, 간, 유방, 난소 및 소화기관의 다양한 고형 암종과 융모막상피종의 임상 치료에 사용돼왔다.

스크리닝 결과 반지련은 MDA-MB231 및 MCF-7(유방), A549 및 LU(폐), Lovo(대장), HepG2 및 Hep3B(간), SLMT-1(식도), LNCaP(전립선), KB(표피) 및 KG-1(백혈병) 등 다양한 암세포를 억제하고 또 시험관 내에서는 난소암 세포의 증식을 억제하고 세포사멸을 유도할 수 있음이 밝혀졌다. 반지련 물 추출물은 자궁근육층 및 평활근 세포의 증식을 억제했다[204 205 206 207 208 209]

204. Chui CH. Inti J Mol Med. 2005.

205. Powell CB. Gynecologic Oncol. 2003.

206. Goh DJ. Agricult Food Chem. 2005.

207. Lee TK. Inti Immumopharmcol. 2004.

208. Lee TY. Immunopharmacol Immunotoxicol. 2004.

209. Suh SJ. Phytother Res. 2007.

반지련 열물 추출물은 시험관 내 인간 HeLa 자궁경부암 세포
(IC50：16~70pg/mL, 48시간)에 대해 현저한 성장억제 및 화학적 예방
활동을 나타냈다. 그중 클로로포름 분획(Chloroform Fraction)은 종양
세포주에 대해 가장 강한 세포독성을 나타냈고 반면 정상 간세포에서
는 세포독성이 더 낮았다. 60mg/kg/day의 투여량에서의 분획은 Bel-
7402 간암 세포의 증식을 유의하게 억제하고 복수암을 가진 마우스의
수명을 향상시켰다[216].

플라보노이드(Flavonoids)와 디테르페노이드(Diterpenoids)는 반지련
의 주요 성분으로 알려져 있다. 두 성분 모두 완만한 항암 및 항발암 작
용을 포함해 약물의 생물학적 활성을 주로 담당하는 것으로 밝혀졌다.
세포실험에서 반지련 플라보노이드는 종양 증식과 침입을 유의하게 억
제하고 강한 전이성의 MHP97H 간세포를 미토콘드리아 통로에 의해
매개된 용량 의존적인 세포사멸로 유도했다. 침윤억제 효능은 MMP-2
및 MMP-9 발현의 감소 및 TIMP-1 및 TIMP-2 발현의 증가와 상관

210. Wong BY. Eur J Cancer Prev. 2009.

211. Yin X. Life Sci. 2004.

212. Lin JM. Nanfang Yiye Daxue Xuebao. 2006.

213. Wei LH. J Med Plants Res. 2011.

214. Ye R. Jiepouxue Zazhi. 2011.

215. Lin JM. Integr Cancer Ther. 2014.

216. Yu JQ. Phytother Res. 2007.

관계가 있었다[217 218].

시험관 내 및 생체 내 실험 모두 인간제대정맥 상피세포(HUVEC)의 증식 및 이동을 의존적으로 억제함과 동시에 혈관내피성장인자(VEGF) 활성의 하향 조절을 통한 HUVEC 혈관 형성을 차단함을 입증했다[219]. 이러한 결과는 반지련이 간암에 대한 잠재적인 항증식성, 항전이성 및 항혈관형성으로서의 역할을 할 수 있음을 입증했다[220].

반지련 기반 천연약물(BZL101)의 2상 임상시험이 전이성 유방암 환자와 진행성 유방암 환자에게 각각 시행됐다[221]. 두 연구 모두 고용량으로 전처치를 받은 집단에서 임상적인 잠재력과 긍정적인 내약성 프로파일을 보여줬다[222 223].

217. Dai ZJ. BMC Complement Altern Med. 2013.

218. Gao J. Tumor Biol. 2014.

219. Dai ZJ. Mol. 2013.

220. Selvendiran K Cancer Res. 2006.

221. Rugo H. Breast Cancer Res. Treat. 2007.

222. Fong, S. Cancer Biol Ther. 2008.

223. Perez AT. Breast Cancer Res. Treat. 2010.

백두옹(白頭翁)

백두옹(Pulsatilla)은 6종의 풀사틸라(Pulsatilla) 속 (Ranunculaceae)에서 유래하지만, 풀사틸라 차이넨시스(Pulsatilla Chinensis(Anemone Chinensis))가 이 약재의 가장 보편적인 기원이다. 이는 중국의 북쪽과 시베리아의 동쪽에 서식하며 뿌리는 보통 3월과 4월 또는 9월과 10월 사이에 채취된다. 백두옹은 한약재로 사용되는 기본 약초 중 하나로《신농본초경》에 기재되기도 했다.

백두옹 뿌리의 알코올 추출물과 물 추출물은 명백한 항암 및 항발암 작용을 나타내지만, 에탄올 추출물의 활성은 일반적으로 물 추출물의 활성보다 더 높다. 시험관 내 실험에서 에탄올 추출물은 K562(백혈병), BGC823(위), Bcap-37(유방) 및 CoCl(난소) 인간 암 세포주의 증식을 현저히 억제했다. 또 에탄올 및 물 추출물은 모두 SMMC-7721(간), HeLa(자궁경부) 및 MKN-45(위) 인간 암세포 주에서 일정 수준의 억제력을 보였다. 에탄올 추출물로부터 유래된 2가지 생리활성 분획 A 및 B는 K562, Bcap-37, SK 및 CoCl(난소), MCF-7(유방), Col-26(대장), PANC-1 및 BxPC-3(췌장), HeLa(자궁경부) 및 9L(육종)에서 증가된 항암활성을 보였고, HeLa 및 9L 세포를 제외한 암세포주에서 IC50 값은 1.2~5.6pg/mL였다. 두 분획의 가장 강한 억제 효과는 9L 세포에서 나타났다(IC50 : 0.27~0.34pg/mL)[224 225 226]. 또한 에탄올 추출물로부터 유래된 경질 석유 분획(PEF)은 시험관 내에서 인간 HL-60 전 골수성 백혈병 세포에 대해 IC50 값이 14pg/mL로 현저한 항증식 효과를 나타냈다[227].

트리테르펜산(Triterpene Acid)

백두옹의 주요 항암 성분은 트리테르펜산(Triterpene Acid) 그룹으로 밝혀졌으며, 백두옹산(Pulsatillic Acid)은 인간의 대세포 폐암, 쥐의 P388 백혈병 및 루이스 폐암(각각 IC50 : 1.9, 4.8, 5.9pg/mL)에서 세포독성을 나타냈다[228].

쥐의 B16 흑색종 세포에서 베툴리닉산(Betulinic Acid), 23-하이드

224. Yuan, Y. Zhongcaoyao. 1999.

225. Zhu JT. Aibian Jibian Tubian. 2007.

226. Feng XZ. China Modern Doctor. 2011.

227. Zhang, M. Nat Prod Commun. 2008.

228. Ye WC. Phytochem. 1996.

록시-베툴리닉산(23-Hydroxy-Betulinic Acid) 등은 중등도의 세포독성을 나타냈다(IC50 : 22.5~32pg/mL). 반면 루페올(Lupeol)과 베툴린(Betulin)은 약한 세포독성을 나타냈다(IC50 : >100pg/mL).

이러한 베툴리닉산 유도체를 이용한 치료는 활성산소의 생성을 빠르게 증가시키고 미토콘드리아의 막 잠재력을 직접 소진시켜 B16 세포를 사멸시켰다[229]. 저농도(10~20pg/mL)의 23-HBA는 시험관 내 및 생체 내에서의 흑색종 세포의 증식억제 및 분화를 이끌었다[230].

HeLa(자궁경부), SMMC-7721(간) 및 HL-60(백혈병)을 포함한 인간 종양 세포에 대한 적절한 억제는 베툴리닉산(Betulinic Acid), 23-HBA 헤데라고닉산(23-HBA Hederagonic Acid), 헤데라제닌(Hederagenin), 풀사틸라 트리-테르페닉산 A~C((Pulsatilla Tri-terpenic Acid A~C), 우르솔릭산(Ursolic Acid), 올레놀릭산(Oleanolic Acid) 등에 의해 이뤄졌다. 트리테르펜(Triterpenes) 중에서 헤데라제닌(Hederagenin)과 헤데라고닉산(Hederagonic Acid)은 상대적으로 가장 두드러진 억제 효과(IC50 : 11.88~15.24pg/mL)를 나타냈고 다른 트리테르펜(Triterpenes)의 IC50 값은 19.53~31.22pg/mL의 범위였다[231].

229. Liu WK. Eur J Pharmacol. 2004.

230. Ye YY. Zhongguo Shenghua Yaowu Zazhi. 2001.

231. Shu Z. Heterocycles. 2011.

백화사설초(白花蛇舌草)

백화사설초는 루비아세에(Rubiaceae) 식물의 올덴라디아 디퓨사(Oldenlandia Diffusa = Hedyotis Diffusa)의 전체 식물이다. 이 초본 식물은 일본 남부, 한국 그리고 남부 아시아 국가뿐만 아니라 습기가 많은 중국 남부 지역에 널리 분포한다. 약초는 일반적으로 여름과 가을에 수집되고 햇볕에 건조돼 민간요법으로도 사용된다.

백화사설초는 환자에게 암종 치료를 위해 한의학에서 가장 일반적으로 사용되는 약초 중 하나다[232]. 약리학적 접근법으로는 백화사설초의 시험관 내(IC50 : 7~25mg/mL, 48시간)에서 물 추출물이 7개의 인간암종세포(A549, C-33A, MCF-7, Ln-Cap, Tsu-Prl, MDA-MB-453, DU-145)의 증식을 현저하게 억제함을 입증했다[233]. 암을 이식한 쥐에게 물 추출물을 매일 12시간 동안 5g/kg로 경구 위관 투여했을 때 마우스 B16-F10 흑색종 세포의 세포사멸을 효과적으로 유도하고 B16-F10 세포의 폐 전이를 70% 정도 지연시켰다. 백화사설초 추출물(마우스당 4mg/day)의 경구 투여는 생쥐의 신장세포 암의 세포 성장을 유의하게 차단했고, 두 치료법 모두 주목할 만한 부작용은 없었다[234]. 백화사설초의 추출물은 또한 쥐에게서 이식된 쥐 H22 간암에 대한 항암 특성을 발

---

232. Xu BJ. Nat Prod Sci. 2005.

233. Wong BY. Cancer Biother Radiopharm. 1996.

234. Gupta SL. J. Herb Pharmacother. 2004.

휘했으며, 그 효과는 주로 HSP70의 발현을 유도하고 면역 증강을 증가시킴으로써 달성되는 것으로 밝혀졌다[235 236].

백화사설초에서 암 성장 억제 분자를 탐색하기 위해 지속한 식물화학 연구는 시험관 내 및 생체 내 생물 검정으로 광범위하게 수행됐다. 적절한 항종양 및 항발암 작용을 가진 다양한 유형의 생리 활성 성분이 백화사설초로부터 발견됐다. 그 활성 추출물 중 6-0-(E)-p-코우마로일 스탠도사이드 메틸 에스테르(6-0-(E)-p-Coumaroyl Scandoside Methyl Ester)와 10(S)-하이드로시페오피틴-a(10(S)-Hydroxypheophytin-a)가 인간 PC3 전립선 암세포(안드로겐 비의존적)의 증식에 억제 효과를 발휘한다는 것이 발견됐다. 10(S)-하이드로시페오피틴-a는 인간 LNCaP 전립선암 세포의 증식 억제에 대해 활성을 보였다[237].

안스라퀴논(Anthraquinones)

235. Hu L. Zhongyao Xinyao Yu Linchuang Yaoli. 2009.

236. Li J. Zhongguo Zhongyiyao Keji. 2009.

237. Li, M. Food Chem. 2010.

Src 티로신 키나아제(Tyrosine Kinase) 억제제인 1-메톡시-2-하이드록시안스라퀴논(1-Methoxy-2-Hydroxyanthraquinone)과 2-하이드록시-3-메틸안스라퀴논(2-Hydroxy-3-Methylanthraquinone)이 백화사설초의 추출물로부터 분리됐다. 이들은 미토콘드리아 경로를 통해 암세포 세포사멸을 가속화 할 수 있으며, SPC-1A(폐), Bcap37(유방) 및 HepG2(간) 같은 인간 암세포주의 동물실험에서 단백질 티로신 키나아제 v-src 및 pp60 src 활성 억제를 통해 세포 성장을 억제할 수 있었다. 2-하이드록시-3-메틸안스라퀴논은 Src 키나아제의 길항제로서 보다 높은 활성이 있었고, 암종 세포 성장의 정지 및 세포사멸을 증폭시키는 효능이 더 높았다. 또, 다양한 유형의 신생 세포의 증식을 강력하게 막을 수 있었다[238].

---

238. Shi Y. Biol Pharm Bull. 2008.

산두근(山豆根)

산두근은 레구미노새(Leguminosae) 식물 소포래 톤키넨시스(Sophorae Tonkinensis)의 뿌리와 뿌리줄기에서 기원한다. 주로 작은 관목으로 중국 남부와 베트남에 분포한다. 한의학에서는 뿌리줄기가 보통 가을에 채집되고 햇빛에 말려서 약으로 사용된다.

산두근 열물 추출물은 시험관 내에서 HepG2 및 Hep3B 간암, MDA-MB231 유방암, A549 폐암 및 KG-1 급성 골수성 백혈병 등에서 항증식 및 세포사멸 잠재성에 대한 실험이 진행됐다. 카스파제-3와 DNA 분열의 강력한 활성에도 불구하고 산두근 열물 추출물은 세포사멸을 유도한 다음 HepG2 세포의 증식을 억제했다[239].

물 추출물은 시험관 내에서 인간 Eca-109 식도 편평 상피암 세포에 대한 항증식 능력을 보였다[240]. 또 마우스 림프종 세포주(MPC-11 또는 MOPC-315)가 이식된 동물 모델에 3일 동안 매일 투여한 결과, 림프종의 퇴축을 유발했으며 동시에 IL-2, IFN-γ, TNF-α mRNA와 비장 세포의 단백질과 같은 면역 조절제의 발현을 증가시켜 생체 내에서 항림프종 활성을 보였다[241].

메탄올과 디클로로메탄(1 : 50)으로 추출된 에틸 아세테이트 분획은

239. Chui CH. Inti J Mol Med. 2005.

240. Tan CM. J. Guangxi Agricul Sci. 2009.

241. Chu CY. J Hungkuag. 2009.

인간 U251 신경교종세포의 성장을 효율적으로 억제했다[242]. 또한, 산두 근이 주요 성분으로 사용되는 한약 조합 주사는 생체 내 시험에서 마우 스 B16 흑색종과 루이스 폐암 종의 억제 및 마우스 수명의 연장에 효 과적이었다.

톤키네시솔(Tonkinensisol)로 밝혀진 플라보놀(Flavonol)은 산두근 으로부터 분리됐다. 이 성분은 시험관에서 인간 HL-60 백혈병 세포 의 증식에 대한 중간 정도의 세포독성 효과를 나타냈다(IC50 : 36.48pg/ mL)[243]. 약초로부터 분리된 소포라노크로멘(Sophoranochromene)과 이 소펜테닐 플라바논(Isopentenyl Flavanones)은 폐암, 전립선암, 비인두 암 및 대장암을 치료하기 위한 치료제를 만들기 위해 사용됐다[244].

---

242. Yu JN. Faming Zhuanli Shenqing. 2013.

243. Zhou YW. Faming Zhuanli Shenqing. 2007.

244. Chen DF. Faming Zhuanli Shenqing. 2011.

삼칠근(三七根)

삼칠근은 두릅나무과 식물, 파낙스 노토진생(Panax Notoginseng(P. Pseudoginseng))의 마른 뿌리줄기이다. 삼칠은 중국의 남부와 남서부 지역에 분포하며 뿌리줄기와 뿌리는 3년에서 7년 정도 길러진 후에 수확된다. 《본초강목》에 기록돼있으며 지혈 목적 치료에 널리 활용되고 있다.

삼칠의 물 추출물은 복용량 의존적으로 두 개의 인간 폐암 세포주 (A549 및 NCI-H460)에 대해 성장을 억제했고, Akt 신호전달 경로의 미토콘드리아 기능 장애와 탈 인산화와 관련해 세포사멸을 유도했다[245]. 이 항폐암 효과는 부작용 없이 NCI-H460 세포로 이종 이식된 누드마우스 모델에서 입증됐다[246]. 삼칠의 다른 부위(뿌리줄기, 뿌리, 꽃, 베리열매)로부터 유래한 물 추출물은 인간 SW480 대장암 세포에서 평가됐다. 꽃 추출물은 다른 세 가지 추출물과 비교했을 때, 가장 강력한 항증식 효과를 보여줬다. 1.0mg/mL의 농도에서 꽃 추출물은 세포 성장을 93.1%까지 억제했다[247]. 반면 같은 농도의 뿌리 추출물로 처치했을 때는 SW480 세포의 성장을 85.8%까지 억제했다[248].

---

245. Park SC. Inti J Oncol. 2009.

246. Park SC. J Korean Oriental Med. 2013.

247. Wang CZ. Phytother Res. 2009.

248. Wang CZ. Int J Oncol. 2007.

지금까지 진세노사이드(Ginsenosides), 노토진세노사이드 (Notoginsenosides) 그리고 자이페노사이드(Gypenosides)를 포함하는 50가지 이상의 순수 사포닌(Saponins)이 삼칠로부터 분리됐고, 그중 에서 진세노사이드-Rb1이 34.4%를 차지하고 진세노사이드-Rg1이 31.1%를 차지하고 있어 이 두 가지가 주요 성분으로 여겨진다. 삼칠에서 여덟 가지 주요 사포닌들(진세노사이드 Rg1, Re, Rb1, Rc, Rd; 노토진세노사이드 R1, 이성체 진세노사이드 Rb2, Rb3)의 총 함량은 81.7%다.

삼칠근을 찌는 과정에서 원래의 극성 진세노사이드들은 탄수화물 사슬을 짧게 함으로써 극성 가수 분해물로 더 작게 분해된다. 이것은 진세노사이드 안의 당 분자의 크기가 항암 활성에 높게 영향을 끼친다는 것을 나타내며 당의 숫자가 감소되면 활성이 강화된다. 그러므로 찌는 것은 분명하게 다른 진세노사이드들의 Rg3와 Rh2로의 변환을 촉진하며, 이는 암세포의 증식에 대한 주요한 억제제로 알려져 있다[249][250][251].

두 가지 주요 항암물질인 진세노사이드-Rh2와 진세노사이드-Rg3는 B16 흑색종에서 혈관신생에 대한 현저한 억제효과를 나타냈고, 종양 조직에서 혈액 공급을 효과적으로 억제했다[252].

Rg3는 마우스 MM1 복수형 간암, B16-FE7 흑색종 세포, 인간 OC-10 소세포 폐암 및 PSN-1 췌장암 세포의 침윤을 억제했다. Rg3

249. Sun S. Food Chem. 2009.

250. Qi XY. J. Bengbu Med. College 2012.

251. Mao Q. J. Pharm Biomed Anal. 2012.

252. Gu LH. Chin. J Crit Care Med. 2012.

는 B16-F10 흑색종과 대장암 세포에서 폐로의 전이를 억제했다. Rg3의 항 증식성 및 항 전이성 효과는 인간 SKOV-3 난소암 세포 또는 SK-MES-1 폐 편평상피암 세포가 이식된 누드마우스 모델에서 나타났고, 그 활성은 혈관신생과 MMP-9 발현의 억제와 VEGF와 bFGF의 하향 발현을 통해 나타났다.

파낙시놀(Panaxynol)과 파낙시돌(Panaxydol)은 삼칠 뿌리의 친유성 분획물에서 자연 발생하는 폴리아세틸렌(Polyacetylenes)이다. 파낙시놀과 파낙시돌은 인간 HL-60 전 골수성 백혈병 세포에서 시간과 용량에 의존적으로 현저한 항 증식 효과와 전 세포사멸 효과를 나타낸다고 밝혀졌다[253]. 쥐 C6 신경교종 세포에서 파낙시돌 처리는 생체외에서 세포 증식을 용량 의존적으로 억제하고 39.5pM 부근의 IC50 값으로 p27 발현 및 분화 반응의 촉진과 함께 G0/G1 세포 정지를 유도했다[254].

253. Yan ZH. Mol. 2011.

254. Hai J. Neurological Res. 2008.

상황(桑黃)

상황(Flecked Flesh Polypore)은 진균 펠리누스 이그니아리우스(Phellinus Igniarius)의 말린 몸체다(Polyporaceae). 이는 뽕나무, 자작나무, 소나무, 포플러 및 아스펜과 같은 많은 활엽수의 줄기에 있는 기생충이며 뽕나무는 약초 품질을 위한 최고의 숙주 나무다. 곰팡이는 중국 숲의 여러 장소에 널리 분포돼있다. 동일한 속, 펠리누스 린테우스(P. Linteus) 및 펠리누스 바우미(P. Baumii)에 있는 2개의 다른 균류는 유사한 생물학적 활동이 있고 상황의 근원으로 사용될 수 있다.

상황 추출물은 명확한 항종양 및 면역 조절 효과를 나타낸다. 생쥐에 이식한 육종 180 및 MFC 위암 모델에서 마우스에 0.5g/kg/day의 경구 투여량으로 14일 동안 투여한 추출물(P. Linteus)은 억제율이 각각 46.07% 및 43.09%로 세포 성장을 현저히 억제했다[255].

펠리누스 이그니아리우스(P. Igniarius) 및 그 분획물-II(Fraction-II) 배양액의 건조 물질은 종양 세포 괴사를 유발할 수 있었고 H22 간암을 이식받은 생쥐의 수명을 Bcl-2 발현의 감소 및 Bax 발현의 증가와 함께 연장시킬 수 있었다. 마우스에 추출물(1,000mg/kg/day) 또는 분획물-III(360mg/kg/day)을 경구 투여한 경우 H22 간암에 대한 성장 억제율은 각각 33.5% 및 40.3%였다[256].

---

255. Wen K. J Jilin Univ. 2002.

256. Geng Y. Junwu Xuebao. 2013.

상황 자실체의 에탄올 추출물로부터 분리된 펠리그리 딘-A(Phelligridins-A), -E는 MCF-7(유방), BGC 823(위), A549(폐), Bel7402(간), Ketr3(신장) 및 HCT-8(대장)과 같은 인간 암 세포주의 작은 패널에 대해 종양 세포를 시험관 내에서 투여해 상이한 정도의 세 포독성을 나타냈다(IC50：0.008~0.192pM)[257]. 이들 화합물 중 펠리그리 딘-C, -D는 A549 및 Bel-7402 세포의 증식을 0.008~0.016pM의 범위에서 가장 높은 IC50 값으로 선택적으로 그리고 유의하게 억제했 으며, 펠리그리딘-J는 시험관 내에서 A549 및 Bel-7402 세포주에 대 해 상대적으로 낮은 항균 효과를 나타냈으며, IC50 값은 각각 4.2 및 9.2pM이었다. 인간 A2780 난소암 및 HCT-8 결장암 세포주에 대해, 펠리그리딘-J 및 펠리그리딘-G는 시험관 내에서 7.2에서 30.2pM 사 이의 IC50 값으로 중등도 및 선택적 세포독성을 나타냈다[258 259]. 펠리그 리딘-B로 지정된 피라노피란(Pyranopyran) 유도체도 시험관 내 실험 에서 효과적이었고, Bel-7402 간암세포(IC50：0.050pM)에서 가장 잘 억제됐다.

---

257. Mo SY. J Nat Prod. 2004.

258. Wang Y. J Nat Prod. 2007.

259. Wang Y. Organic Lett. 2005.

섬수(蟾酥)

섬수(두꺼비 독)는 두꺼비(Bufo Bufo Gargarizans Cantor와 Bufo Melanostictus Schneider)의 귀와 피부샘으로부터 채집된 흰색 장액의 건조한 샘 분비물이다. 부포 부포 가가리잔스 칸터(Bufo Bufo Gargarizans Cantor)는 쓰촨(四川) 지방뿐만 아니라 중국의 북쪽 지역에도 분포하며, 부포 멜라노스틱터스 스네이더(Bufo Melanostictus Schneider)는 동남아시아뿐만 아니라 양쯔강의 남쪽 지역에도 분포한다. 최근에 두꺼비의 피부나 섬수를 이용한 약물들이 암 환자의 치료에 이용돼왔으며, 또 현저한 치료 결과를 보여줬다[260].

섬물 추출물은 인간 백혈병 세포주의 증식을 현저하게 억제하고 G2/M 세포분열 정지를 가져오고 세포사멸을 촉진했다[261][262]. 섬물 추출물로 처치했을 때 항세포사멸 Bcl-2와 Bcl-xs/L의 하향 발현과 전세포사멸 Bax의 상향발현과 같은 일련의 상호작용을 통해서 인간 T24 방광암 세포의 생존력이 농도 의존적으로 억제됐고 세포사멸이 촉진됐다. 이때 PARP와 P-카테닌(P-Catenin) 단백질의 분해와 카스파제-3와 카스파제-9의 가수분해 활성이 동반됐다. 또한 섬물 추출물은 프로스타글란딘-E2(Prostaglandin-E2)의 합성을 억제함으로써 COX-2의

260. Feng GX. Science Edit. 2002.

261. Jin B. J. China Med Univ. 2004.

262. Lu XL. J. China Med Univ. 2003.

발현 수준을 감소시켰다[263].

부포 부포 가가리잔스(Bufo Bufo Gargarizans)의 말린 두꺼비 피부로부터 얻은 물 추출물인 시노부파시니(Cinobufacini)는 다양한 암종의 치료에 임상에서 널리 사용되는 한약 추출성분으로 이는 수용성 펩티드의 함량이 50% 이상이다. 임상 결과들은 시노부파시니가 독성과 부작용이 거의 없기 때문에 암 환자의 삶의 질을 증진시키는 효과적인 화학요법 치료제로서의 잠재력이 있음을 나타냈다[264].

C-17 위치에 α-피론(α-Pyrone)의 고리와 A/B cis와 C/D cis 구조를 가진 강심 스테로이드 그룹인 부파디에놀라이드(Bufadienolides)는 섬피와 섬수로부터 추출됐다. 부포톡신(Bufotoxins)은 항암 활성의 넓은 스펙트럼을 갖고 있으며, 다양한 종양세포를 부포톡신을 이용해 치료했을 때 세포 증식의 억제, 세포사멸의 촉진, 세포주기의 파괴, 세포 분화의 유도, 종양 혈관신생의 억제, 세포 다약제내성의 역전, 면역 반응의 자극이 나타나는 것으로 밝혀졌다.

시노부파긴(Cinobufagin), 부팔린(Bufalin) 및 시노부포탈린(Cinobufotalin)은 주요한 부포톡식(Bufotoxic) 스테로이드다. 이 세 가지 주요한 성분들은 항염증뿐만 아니라 다른 유형의 암세포들의 성장을 억제하는 데 중요한 역할을 한다. 시노부파긴은 생체외에서 인간 HL-60과 NB4 전 골수성 백혈병 세포의 성장을 억제하는 데 매우 효과적이며, 이때의 HL-60세포에서의 IC50 값은 1.25ng/mL다. 이는

263. Ko WS. Oncol Reports 2005.

264. Qi FH. Int Immuno-pharmacol. 2011.

분명히 세포증식을 억제하고 세포를 세포사멸로 이끈다. 그리고 세포 질세망과 미토콘드리아를 부풀리고 리소좀을 증가시키는 것과 같은 세포기관 구조의 변화를 동반한다. 시노부파긴은 또한 DNA 합성을 막고 HL-60 세포에서 S기의 세포주기를 억제하며 Bcl-2 발현을 감소시키고 NB4 세포에서 Fas의 mRNA 수치를 증가시킨다[265 266]. 부팔린(Bufalin)은 Molt-3, 임파아구 세포, THP-1 단핵구 세포, HL-60 전골수성 세포 등과 같은 많은 인간 백혈병 세포에서 세포사멸 촉진제의 역할을 하지만 정상적인 인간 백혈구에서는 하지 않는다[267 268]. 시노부포탈린을 8~12.5g/kg의 농도로 경구 투여했을 때 루이스 폐암세포에 대해 항 성장 효과를 발휘했고 마우스의 생존 기간을 연장시켰다[269].

265. Zhao JB. Disi Junyi Daxue Xuebao. 2001.

266. Wang Y. Zhongliu. 2005.

267. Kawazoe N. J Biochem. 1999.

268. Tian X. Zhonghua Xueyexue Zazhi. 2006.

269. Lin Y. J Zhongyiyao Univ. 2003.

아담자(鴉膽子)

아담자는 시마로우바세에(Simaroubaceae) 식물의 건조 씨앗인 브루세아 자바니카(Brucea javanica)이다. 이 식물은 본래 동남아시아와 호주 북부에서 온 상록 관목으로, 약재로 사용하는 그것의 씨앗은 대체로 과일이 익고 검은색으로 변하는 늦가을과 겨울에 수확된다.

아담자는 기름이 많은 씨앗으로 암세포의 성장에 강력한 억제 효과를 나타낸다. 종자유와 오일 유제(Emulsion)는 에를리히(Ehrlich) 복수암, T24 방광암 및 HeLa 자궁경부암 세포주에 대한 억제 효과를 나타냈다. 동물실험은 오일 유제가 에를리히 복수암, 육종 37 및 육종 180에 대해 국소 투여에 의한 쥐 모델에서 효과적임을 확인했다[270][271][272]. 방광암 이식 쥐에게 정맥 내 주사한 유제의 억제력은 미토마이신 C(Mitomycin C)와 유사했다[273]. 종양이식 쥐실험에서 복강 내 유제의 투여는 복수 및 개체 간암 세포 및 W256 육종 세포의 성장을 현저히 방해했지만, 육종 180, 에를리히 복수 암 및 U14 자궁경부암에 대해서는 무효한 것으로 나타났다[274].

270. Su XR. Zhongcaoyao 12. 1981.

271. Lou GG. Am J Chin Med. 2010.

272. Yin XJ. Zhongguo Zhongliu Shengwu Zhiliao Zazhi 2008.

273. Wang H. Disi Junyi Daxue Xuebao 2001.

274. Wang NQ. Zhongyi Zazhi. 1980.

많은 콰시노이드(Quassinoids)가 아담자로부터 분리됐으며, 그중 대부분이 강한 살균 작용을 나타냈다. 분리된 콰시노이드는 브루사톨(Brusatols), 브루세안틴(Bruceantins), 브루세올라이드(Bruceolides), 브루세인(Bruceins), 브루세안티노사이드(Bruceantinosides), 브루세오사이드(Bruceosides), 디하이드로브루사톨(Dehydrobrusatol), 자바니콜라이드-H(Javanicolide-H) 및 자바니콜라이드-E(Javanicolide-E) 등이다. 그중 브루사톨과 브루세오사이드는 약초에서 가장 중요한 항암 성분으로 여겨진다. 브루사톨과 브루세인-B는 생체외에서 인간 HL-60(백혈병), SMMC-7721(간), A549(폐) 및 MCF-7(유방) 세포주에 대해 유의한 억제 활성을 보였다[275]. 브루세인-B, 브루세인-E, 브루세인-H 및 디하이드로브루사톨은 HepG2(대장), HCT-8(대장), BGC-823(위), SKOV3(난소) 및 A549(폐) 인간종양세포에 대한 세포독성을 나타냈다. 또 자바니콜라이드-H 및 자바니콜라이드-E는 BGC-823, A549 및 SKOV3 세포의 성장을 선택적으로 차단했다[276].

뇌전이가 진행된 폐암 환자 94명을 아담자유 주사제로 치료했는데, 생리식염수에 10% 아담자 에멀션(Emulsion)을 넣어 매일 정맥 내(20~30mL) 주입해 30일 동안 투여했을 때 최상의 치료 효과가 나타났다. 환자의 90%는 증상의 호전이 나타났고, 평균 수명은 치료 후 8.27개월이었는데 그중 26.9%가 1년 이상 생존했다. 이 치료법은 장기간

---

275. Liu JQ. Pharm Res. 2011.

276. Liu JH. J Nat Prod. 2012.

사용 시 부작용이 적고 독성이 없는 경우에 유용했다[277]. 방광암을 앓고 있는 환자 25명(외과 수술 후 대체된 15명을 포함)은 10% 아담자 유제로 치료받았다. 이들 중 13명에게 1일 4회, 15일 연속 1일 3회 에멀션(Emulsion) 50mL를 경구 투여했다. 최종 단계에서는 10건이 완치됐지만 3건은 무효 처리됐다. 치료 과정에서 독성 및 부작용은 발견되지 않았다[278].

277. Su SY. Shiyong Zhongliuxue Zazhi. 1989.

278. Gao W. Linchuan Miniao Waike Zazhi. 1991.

아출(莪朮)

아출은 징지베라세에(Zingiberaceae) 식물인 커쿠마 에루기노사(Curcuma Aeruginosa), 커쿠마 크왕시엔시스(C. Kwangsiensis) 그리고 커쿠마 웬위진(C. Wenyujin)의 말린 뿌리줄기다. 이 뿌리줄기는 12월 말에 수집되고 완전히 끓이거나 찐 다음 썰어서 햇볕에 건조된다. 전통적으로, 수집된 커쿠마 웬위진의 큰 덩이뿌리 줄기는 온아출이라고 불리며 아출로 사용되지만, 작은 뿌리줄기는 다른 아출에 병합된다.

아출로부터 유래된 휘발성 오일은 항암제 중의 복수, 간암, L615 백혈병 및 에를리히 복수 암의 세포 증식에 유의한 억제 효과를 나타내는 주요 항종양 성분이다[279].

아출의 오일로부터 제조된 주사제(0.3~0.5mL)를 복강 내 투여했을 때 육종 180 세포의 성장에 대해 50% 이상의 억제 효과를 나타냈다[280].

아출의 오일은 자궁경부암 환자의 치료를 위해 임상에 사용돼왔으며, 자궁경부암 조직에 아출 오일을 주입했을 때 세포 괴사를 유발하고 조직이 서로 분리됐다. 어떤 경우에는 림프구의 밀도가 혈액 내 암세포 주변에서 현저하게 증가하는데, 이는 아출의 오일이 종양 세포를 직접 파괴했을 뿐만 아니라 암세포 성장에 대한 숙주의 면역기능을 강화시

---

279. Li YK. China Traditional Chinese Medicine Publishing House. 1992

280. Xu HX. J. Shenyang Pharm College. 1978

컸다는 것을 나타낸다[281 282].

또한 아출의 오일은 중등도의 방사선 강화 효과를 가지고 있으며, 아출의 오일 주사를 복강 내에 투여했을 때 LA-795 폐선암을 이식한 마우스에서 방사선 치료의 항암효과를 42% 증가시켰다[283].

아출의 오일은 커쿠몰(Curcumol), 아이소커쿠메놀(Isocurcumenol), 커디온(Curdion), 커쿠메놀(Curcumenol) 그리고 또다른 유형의 세스퀴테르펜(Sesquiterpenes)인 커쿠마노이드(Curcumanoids) 같은 항종양 세스퀴테르펜 그룹을 포함한다[284 285 286].

종양을 앓고 있는 쥐에게 커쿠몰(Curcumol)과 커디온(Curdion)을 피하에 75mg/kg의 용량으로 투여했을 때 생체 내에서 암세포의 세포괴사를 유도하고 육종 37, 에를리히 복수 종양, 그리고 U14 자궁경부암의 암조직의 크기가 감소했다.

아출의 뿌리줄기로부터 추출된 다당체 성분은 인간 CNE-2 비인두 암세포의 증식을 유의하게 억제하는 능력을 가지며, Bcl-2 발현을 감소시키고 p53의 발현을 촉진시킴으로써 매개되는 세포사멸의 자극과 관련이 있었다[287].

281. Wang YS. People's Health Publishing House. 1983

282. Zhu JC. J. Wenzhou Med. 1979

283. Mi FS. Zhonghua Fangshe Yixueyu Fanghu Zazhi. 1992

284. Tian SJ. J. Pharm. 1985

285. Tang MY. Linchang Huaxue yu Gongye. 2000

286. Wang Y. Yaoxue Xuebao. 2001

287. Zeng JH. Carbohydr Polym. 2012

어성초(魚腥草)

어성초(Fishwort)는 초본 사우루라세에(Saururaceae)의 호우투이니아 코다타(Plant Houttuynia Cordata)에서 유래한다. 이 다년생 식물은 네팔과 인도, 중국 남부와 인도차이나, 한국과 일본, 태국과 베트남을 거쳐 인도네시아 자바에 이르기까지 광범위한 원산지를 가지고 있다. 호주, 뉴질랜드, 일부 태평양 섬 및 북미의 남쪽에 일부 전파되기도 했다. 식물은 촉촉하고 그늘진 곳에서 자란다. 전체 식물은 허브 또는 식용 야생 식물로 사용되며, 여름과 가을에 수집해 햇볕에 건조해 치료에 사용한다.

어성초는 항암 및 면역증진 효과를 나타내는, 악성 질환 치료를 위한 약초 제형으로 처방됐다. 시험관 내 및 생체 내 실험에서 어성초가 암 치료에 기여하는 물질 중 하나임이 밝혀졌다. 에탄올 추출물(HCT-E)은 생쥐 L1210 백혈병 세포를 포함해 A549(폐), HT-29(결장), HL-60, Jurkat 및 U937(백혈병), 원발성 대장암과 같은 다양한 인간 암종 세포주의 세포 생존력 및 증식을 억제할 수 있다. 이는 환자로부터 유래된 암세포 및 생쥐 L1210 백혈병 세포를 포함한다[288][289][290][291][292].

---

288. Chen YF. J Biomed Sci. 2013.

289. Tang YJ. Oncol Reports. 2009.

290. Pawinwongchai J. J Chem Pharm Res. 2011.

291. Kwon KB. Experim Mol Med. 2003.

292. Lai KC. Anticancer Res. 2010.

호투이닌(Houttuynin)

호투이닌은 신선한 어성초에서 도출된 생체활성 성분이지만 불안정하다. 이러한 이유로, 호투이닌은 일반적으로 호투이니늄(Houttuyninum)이라 불리는 안정한 나트륨 호투이포네이트(Houttuyfonate)로 변환된다. 시험관 내 실험 결과 호투이니늄이 HER2/neu 티로신 키나아제의 인산화를 억제하고 ERK1/2와 PI3K/AKT의 경로를 모두 지연시킴으로써 HER2/neu가 과발현된 MDA-MB-453 유방암 세포의 성장억제 효과를 나타냄을 보여준다. 그러나 EGFR가 과발현된 MDA-MB-468 유방암 세포에는 효과가 없었다. 유사하게, 누드마우스에 대한 호투이니늄의 투여는 유방암 이종 이식에서 인산화된 HER2 수치를 유의하게 감소시켰고 BT474 인간 유방 및 N87 인간 위암 이종 이식편의 양을 감소시켰는데, 이 두 유방암 모두에서 과발현된 HER2/neu 양상을 나타냈다. 이는 특히 HER2/neu 과발현을 동반한 악성 종양질환의 치료에서 호투이니늄의 치료적 가치를 입증한다[293].

---

293. Zhou, N. N. Life Sci. 2012.

오수유(吳茱萸)

오수유(Evodia Fruit)의 주기원은 두 가지 품종인 오피시날리스(Officinalis)와 보디니에리(Bodinieri)로 진균류 식물인 에보디아 루태카파(Evodia Rutaecarpa)의 건조된 미성숙 과일이다. 미성숙 과일은 일반적으로 7월과 8월에 수집되며 태양 아래에서 건조하거나 또는 저온으로 건조된다.

두 가지 인돌퀴나졸린 알칼로이드(Indoloquinazoline Alkaloids)인 에보디아민(Evodiamine)과 루태카파인(Rutaecarpine)은 오수유의 주요 성분이다. 둘 다 CCRF-CEM 백혈병 세포에 대해 2.64~4.53uM의 IC50 값을 가지는 세포독성 효과를 나타냈다[294].

루태카파인과 비교해 에보디아민은 다양한 인간 암종 세포주인 KB(비인강), HeLa(자궁 경관), A375-S2(폐), MCF-7(유방), PC3 및 DU-145(전립선), SGC-7901(위), THP-1(단핵 세포 백혈병), U937(림프종), ARO(갑상선) 및 K562 및 CCRF-CEM/C1(백혈병) 세포 및 다양한 쥐의 암종 세포주인 루이스(폐), B16-F10(피부), 26-L5(결장), P388(백혈병) 및 L929(섬유 육종)에서 세포독성 효과가 관찰된 광범위

---

294. Adams M. Planta Med. 2007.

한 항암 특성을 보였다[295 296 297 298 299 300 301].

에보디아민의 항암효과는 MFC 분문동 종양, 육종 180과 HepA 간암(2-5)에 대한 마우스 모델에서 확인됐고 항암효과는 시스플라틴(cisplatin)과 유사한 항암 활성을 보였으나, 시스플라틴은 쥐의 체중을 심각하게 줄인 반면에 에보디아민은 그렇지 않았다.

루태카파인은 시험관 내에서 U251(중추신경계), HT-29(결장), A549/ATCC(폐), OVCAR-4(난소), and HS-578T(유방)와 같은 종양 세포주에 억제 효과를 보였다. 가장 최고의 활성은 0.02uM의 GI50 값을 갖는 U251 세포에 있었고, 중등도의 억제효과로는 14.5~31.6uM 범위의 GI50 값을 갖는 다른 4가지 암종 세포주에서 나타났다[302].

295. Li GZ. Zhongyao Yanjiu yu Xinxi. 2005.

296. Itokawa, H. Shioyaku Gaku Zashi. 1990.

297. Seiho, Y. Jpn Kokai Tokkyo Koho. 1996.

298. Ogasawara. M Biol Pharm Bull. 2001.

299. Lee TJ. Mol. Cancer Ther. 2006.

300. Chen MC. J Cell Biochem. 2010.

301. Kan SF. J Cell Biochem. 2007.

302. Lee SH. Mol. 2008.

왕불류행(王不留行)

왕불류행은 카리오필라세에(Caryophyllaceae) 식물인 바카리아 세게탈리스(Vaccaria Segetalis(V. Pyramidata 및 Saponaria Segetalis))의 건조 씨앗이다. 왕불류행은 아시아와 유럽에서 광범위하게 분포한다. 남부 지역을 제외하면 중국의 대부분 지역에서 자란다. 씨앗은 황갈색으로 변한 후 5월에 수확돼 그늘에서 건조된다.

시험관 내 실험 결과 왕불류행의 가루 종자에서 추출한 70% 메탄올 추출물은 WiDr(결장), NCI-417(폐) 및 MDA-MB-231(유방)의 증식을 억제함을 입증했다. 이에 대한 IC50 값은 각각 9.5, 18.7 및 19.4 pg/mL였다[303].

흥미롭게도 왕불류행 물 추출물은 시험관 내에서 인간 유방 상피세포의 증식과 이동을 용량 의존적으로 억제했고(IC50 : 50pg/mL), 메트리젤(Matrigel) 플러그인 마우스 모델에서 혈관신생을 막을 수 있었다[304].

H22 간암을 이식한 마우스 모델에서 70% 에탄올 추출물을 2.5 및 5mg/kg의 투여용량으로 10일간 처리하면 생쥐의 삶의 질이 현저하게 향상되고 간암세포 증식이 각각 59.23% 및 73.20% 억제됐다. 이는 CD31의 발현과 동시에 종양 세포 및 혈관 내피 세포의 혈관신생 억제

---

303. Balsevich JJ. Fitoterapia. 2012.

304. Feng L. Asian Biomed. 2012.

및 세포사멸 유도 효능 때문이었다[305].

왕불류행의 주요 항종양 성분은 몇몇 비스데스모시딕 사포닌 (Bisdesmosidic Saponin)인 것으로 밝혀졌는데 특히 인간 유방 세포주, 특히 유방암과 전립선 암세포에서 1~4pg/mL의 IC50 값을 보였다. 모노데스모시딕 사포닌(Monodesmosidic Saponins), 페놀릭(Phenolics) 및 사이클로펩타이드(Cyclopeptides)와 같은 다른 성분은 50pg/mL 농도에서도 충분한 억제 효과를 나타내지 않았다[306].

왕불류행으로부터 바카로시드(Vaccaroside)-B, -E, -G, 세게토시드(Segetoside)-H, -I로 분류된 5개의 세포독성 트리테르페노이드 (Triterpenoid) 사포닌이 분리됐다. 그들은 마우스 P388 백혈병, 인간 LNcaP 전립선 선암종 및 인간 A549 폐암 세포주에 대해 0.1~12.9 pM 범위의 IC50 값을 갖는 중간 정도의 세포독성 활성을 보였다[307].

305. Gao YY. Inti Conference on Bioinformatics and Biomedical Engineering-ICBBE. 2010.

306. Hickie R. PCT Int. Appl. WO 2009117828 AI 20091001. 2009.

307. Ma CH. J Asian Nat Prod Res. 2008.

용충초(蛹蟲草)

용충초는 클라비시피태세에(Clavicipitaceae) 균류(Cordyceps Militaris)의 건조 균핵 및 간질이다. 진균 균사는 곤충 번데기 또는 쌍극자, 나비목 및 딱정벌레(Coleoptera)의 기생충으로, 번데기와 유충의 몸에 완전히 흡수돼 영양물질로서 균류와 사체의 복합체를 형성한다. 약초는 주로 길림, 하북, 산시 및 복건 등 중국 지방뿐만 아니라 북아일랜드의 고지대에서 주로 생산된다.

용충초 추출물은 생쥐의 육종 180세포 및 루이스 폐암 세포의 증식에 유의한 억제 효과를 나타냈다. 또한 육종 180이 이식된 생쥐의 생존 기간을 연장시키고 루이스 폐암 세포의 전이를 억제했다[308 309]. 용충초의 물 추출물은 MDA-MB-231(유방암), A549(폐암) SNH-1(위암), SNU-C4(대장암), Hep3B 및 SNH-354(간암) 및 인후암 세포 등 7개의 인간 암세포주에 대한 증식억제를 나타냈다[310 311]. Hep3B 및 MDA-MB-231 세포주에서의 항증식 효과는 주로 카스파제-3 활성 기인 세포사멸 촉진과 관련이 있었다[312 313]. 또한 Hep3B 세포에서 세포사멸

308. Liu J. Zhongguo Zhongyao Zazhi. 1997.

309. Liu J. Med Sci. 1992.

310. Lim HW. Saengyak Hakhoechi. 2004.

311. Liu FA. J. Norman Bethune Univ. 1995.

312. Kim KM. Han'guk Sikp'um Yongyang Kwahak Hoechi. 2008.

313. Jin CY. J. Microbiol Biotechnol. 2008.

(sub-G1) 및 그에 수반되는 PARP 및 3-카테닌 단백질의 개체군을 증폭시켰으며, Akt 활성화를 억제하고, 미토콘드리아 막 투과성을 변화시켰으며, MDA-MB-231 세포에서 텔로머라제 활성을 감소시켰다. 물 추출물로 처리된 A549 세포에서 성장 억제 및 세포사멸 유도는 항종양 기작과 관련해 다중으로 상호 작용한다. 즉 (1) Bcl-2 발현의 하향 조절; (2) Bax 단백질의 상향 조절 및 Fas의 유도; (3) 카스파제-8의 촉매 활성; 및 (4) hTERT, c-Myc 및 Spl 발현의 억제를 통해 텔로머라제 활성을 용량 의존적으로 저해했다[314]. 물 추출물은 수지상세포에 의해 유도된 특이적 세포독성 T 림프구의 활성을 크게 강화시킬 수 있었으며, 쥐 골수에서 CD40, CD54, CD80, CD86 및 MHC class-II의 발현을 증가시킬 수 있었다[315].

추출물은 또한 혈청에서 SOD, GSH-Px 및 카탈라아제의 활성을 향상시키고 H22 종양이 있는 마우스의 간에서 SOD 및 GSH-Px를 증가시켰다[316]. 용충초를 배양하기 위한 배지로서 황기를 첨가했을 때, 그 발효액은 항종양 활성을 증가시켰다. 이는 MCF-7(유방)과 HepG2(간) 세포와 같은 2가지 인간 암세포 및 쥐의 CT26 대장 선암 성장을 적절히 억제했다. CT26 세포를 이식한 쥐에게 1일당 100 또는 200mg/kg의 투여량으로 약물을 경구 투여하면 종양 체적이 각각 43.81% 및

314. Park SE. Food Chem Toxicol. 2009.

315. Kim G. Biol Pharm Bull. 2006.

316. Zhang XJ. Shizhen Guoyi Guoyao. 2008.

48.89% 감소했고 종양 중량은 각각 31.21% 및 39.48% 감소했다[317]. 또한 시험관 내 및 생체 내 실험 모두 인간 흑색종 세포에서 용충초 추출물의 항혈관 형성 및 항원 조제에 적합함을 입증했으며, 그 효과는 Akt1 및 GSK-3β 활성화의 완화, p38α 인산화의 증가 및 VEGF 발현 억제 등에 의해 나타났다[318].

코디세핀(Cordycepin)은 용충초와 동충하초에서 발견된 주된 암 억제제이고, 시험관 내에서 A549(폐), SKOV-3(난소), SK-MEL-2(피부), XF-498(중추), HCT-15(결장) 및 5637 및 T24(방광) 같은 인간 고형 암 세포주에서 항암 활성이 강하게 나타났다[319]. 100uM의 농도에서 코디세핀의 가장 높은 억제율은 세포실험에서 A549 세포의 성장에 대한 90.0%였고, 가장 적은 세포독성은 사람의 293 신장세포에서 11.3%였다[320].

2개의 방광암 세포주(5637 및 T24)를 코디세핀을 200uM의 용량으로 처리하면 G2/M기의 세포주기가 현저히 억제되고 세포 증식과 관련해 암세포 성장이 용량 의존적으로 지연됐으며 p21^{WAF1} 발현 및 p53 독립 경로와 연관됐다[321].

코디세핀은 100uM 농도의 sub-G1 및 G2/M기에 인간 HT-29 대

---

317. Lin YW. Process Biochem. 2008.

318. Ruma I. Inti J Oncol. 2014.

319. Ahn Y. Korean Kongkae Taeho Kongbo KR. 2001.

320. Cho MA. Food Sci Biotechnol. 2003.

321. Lee SJ. Archiv Biochem Biophysics. 2009.

장암 세포의 세포주기 정지를 유도하고 200uM보다 높은 농도에서 G1 기 정지를 증가시켰다. 처리 중 코디세핀은 또한 DR3, 카스파제-8 및 카스파제-1이 활성화된 DR3 신호 전달 경로를 통해 HT-29 세포의 세포사멸을 용량 의존적으로 증진시켰고 절단된 카스파제-3 및 절단된 PARP 발현은 p53 및 Bax 발현의 증가와 함께 상승했다. 즉 코디세 핀은 용량 및 시간 의존적으로 HT-29 세포의 생존력과 증식을 유의하게 억제했다[322].

코디세핀은 Bcl-2 family 단백질 발현의 감소와 카스파제 캐스케이드(Caspase Cascade)의 활성화를 포함해 JNK 신호 전달 경로를 불활성화시킴으로써 인간 Hep3B 간암 세포의 TRAIL 매개 세포사멸에 대한 민감도를 향상시킬 수 있었다[323].

에를리히 복수 종양이 이식된 마우스 모델에서 코디세핀의 생체 내시험을 수행한 결과 코디세핀 처리는 5일 동안 150mg/kg/day에서 항증식 효과 및 종양 보유 마우스의 수명을 현저히 연장시켰다[324]. 또한, 밀착연접(Tight Junction)의 강화, MMP-2 및 MMP-3 활성의 감소, TIMP-1 및 TIMP-2 수치의 증가와 관련돼 코디세핀은 인간 LNCaP 전립선의 운동성 및 침습을 시간 의존적으로 억제했고 그 효과는 또한 LNCaP 세포에서 PI3K/Akt 경로의 불활성화와 관련이 있었다[325].

---

322. Lee SY. Toxicol. 2013.

323. Lee HH. Oncol Reports. 2013.

324. Jagger DV. Cancer Res. 1961.

325. Jeong JW. J Oncol. 2012.

유향(乳香)

유향(Frankincense 또는 Olibanum)은 보스웰리아 카테리(Boswellia Carterii), 보스웰리아 네글렉타(B. Neglecta) 및 보스웰리아 브하우 다치아나(B. Bhaw-Dajiana)의 나무와 같은 속에서 얻은 방향족 수지다. 유향의 대부분은 북동부 아프리카와 남부 아라비아에서 생산된다. 수지는 향수 및 아로마테라피를 위해 5,000년 이상 북아프리카에서 사용됐다. 남부 아라비아는 고대에는 유칼립스의 주요 수출국이었는데, 그중 일부는 한약으로 사용되고 있다.

보스웰리아 제누스 검(Boswellia Genus Gum) 수지의 추출물은 시험관 내 및 생체 내에서의 항 증식성 및 전 세포사멸을 이끄는 효력에 근거해 항암 활성을 가진다. C6 신경교종(Glioma) 세포를 접종한 암컷 쥐에 대한 추출물 처리는 종양 부피를 현저하게 줄였고 세포사멸을 증가시켜 무처리 쥐에 비해 생존 기간을 2배 이상 연장시켰다. 임상 연구에서 유향 추출물은 류코트리엔(Leukotriene) 합성 대사산물로서 주변 국소 부종 및 요중 LTE4 배출을 확실하게 감소시켜 악성 신경교종 환자의 개선을 이끌었다[326].

수지추출물은 HL-60, K562, U937, Molt-4, THP-1 세포주와 2가지 뇌종양세포주(LN-18, LN-229) (GI50 : >57ng/mL)[327]에 대해 항

---

326. Winking M. J Neuro-oncol. 2000.

327. Hostanska K. Anticancer Res. 2002.

증식 효능을 보였다. 또한 표준 치료 후에 개선을 보이지 않은 유방
암 환자의 다발성 뇌전이를 개선시키는 데 있어서 리폭시게나제 억제
제(Lipoxygenase Inhibitor)로서 작용했다[328]. 이 연구에서는 유향이 뇌
암 환자와 뇌 전이가 있는 유방암 환자의 치료에서 표준 요법의 보조제
로서 유용할 수 있다고 결론지었다. 또한 쥐 모델에서 껌 수지용(The
Gum Resin) 메탄올 추출물은 화학 물질에 의해 시작되고 촉진되는 피
부 발암을 억제했다[329].

보스웰릭산(Boswellic Acid)

유향나무의 종류는 토양과 기후의 차이로 인해 약간 다른 종류
의 수지를 생산한다. 이 껌 수지는 주로 트리테르펜(Triterpenes), 디
테르펜(Diterpenes), 세스퀴테르펜(Sesquiterpenes) 및 모노테르펜
(Monoterpenes)으로 이뤄져있다. 수지의 주요 항종양 성분은 보스웰릭

---

328. Flavin DF. J Neuro-oncol. 2007.

329. Huang MT. BioFactors. 2000.

산(Boswellic Acid)과 그 유도체와 같은 테트라시클로(Tetracyclo-), 펜타시클로(Pentacyclo-), 트리테르펜스(Triterpenes-) 군이었다. 보스웰리아 카테리 유래 수지의 메탄올 추출물로부터 15개의 트리테르펜산(Triterpene Acids), 즉 2개의 α-보스웰릭산(올레아난 타입), β-보스웰릭산(유세인 타입) 및 2개의 루페올릭산(루페인 타입)뿐만 아니라 4개의 티루칼레인 타입(Tirucallane Type)과 2개의 셈브레인 타입(Cembrane Type) 디테르펜도 분리됐다. 시험관 내 및 생체 내 연구에서 트리테르페노이드(Triterpenoids)가 다양한 기전으로 암세포에 심한 세포독성을 발휘한다는 것이 입증됐다. 보스웰릭산(Boswellic Acid)은 류코트리엔 생합성 및 5-리폭시게나제(5-Lipoxygenase)를 차단하고 다양한 종양 세포에 대해 항 증식 활성을 발휘하는 주요 활성 성분이다. 보스웰릭산은 인간 HepG2 간암 세포에 대해 p21 및 p53 발현 수준 및 카스파제-8 및 카스파제-3 활성화 수준의 증가와 관련해 암세포 G2/M기 정지 및 세포사멸을 유도했다[330][331]. 보스웰릭산으로 처치했을 때 인간 HT-29 대장 암 세포에서 경로-의존성 카스파제-8 활성화를 통해, Fas/FasL 상호 작용에는 비의존적으로 항증식 효과 및 세포사멸 유발 효과를 나타냈다.

---

330. Noaman E. J Biochem Mol Biol. 2009.

331. Liu JJ. Inti J Mol Med. 2002.

인삼(人蔘)

인삼은 세계에서 가장 유명한 강장제 약초중 하나인 파낙스 진생(Panax ginseng)으로 다년생 식물인 아랄리아세에(Araliaceae)의 건조 뿌리줄기 및 뿌리이다. 이는 주로 한국뿐만 아니라 중국 북동부의 장백산 지역과 남동부 지역에 분포한다.

인삼은 광범위한 생물학적 효과를 위해 전통적인 한약으로 널리 사용됐다. 그 항돌연변이 유발성 및 항종양 활성은 광범위한 시험관 내 및 생체 내 연구에 의해 입증됐다. 5~6년산 백삼과 4~6년산 홍삼 분말 및 추출물은 폐암 생쥐 모델에서 유의한 항산화 효과를 나타냈다. 홍삼 추출물의 장기간 투여는 발암 물질에 의해 유도된 간암 및 폐암을 유의하게 억제할 수 있었고, 간독성에 대한 보호 및 항산화 효과도 나타냈다[332 333 334 335 336].

인삼을 섭취하면 위암 및 유두종의 위험을 줄일 수 있으며 N-메틸-N-니트로소우레아(N-methyl-N-nitrosourea)에 의한 유방 종양, 뇌 및 척수 종양의 발달을 억제할 수 있다. 또한 자궁경부 및 질에서

---

332. Yun TK. J Korean Med Sci. 2001.

333. Yun TK. ACS Symposium Series. 1998.

334. Bespalov VG. J Korean Med Sci. 2001.

335. Panwar M. Biol Pharm Bull. 2005.

336. Kim YS. J. Ginseng Res. 2011.

DMBA로 인한 발암을 억제하고 UVA로 유발된 피부 신생물의 발생을 효과적으로 감소시켰다[337 338]. 또한 인삼은 누드마우스 이종 이식에서 인간 PC3 전립선 암세포에 대한 감마 방사선 요법을 효율적으로 향상 시켰다[339].

인삼은 화학 예방 활동 외에도 항암 면역 자극 및 항산화에 주목할 만한 잠재력을 발휘했다. 동물 모델에서 인삼은 대식세포의 세포독성 과 T림프구 로제티(T Lymphocyte Rosette)의 형성을 두드러지게 향상 시켰고 갑상선 호르몬의 생성과 자연살해세포의 활성화를 촉진시켰 다[340].

마우스에 대한 Rg3의 전처리는 COX-2 및 표피 오르니틴 디카르복 실라제(Ornithine Decarboxylase)의 활성을 억제하고 NF-κB 및 ERK 의 발현을 줄임으로써 인간 유방상피 MCF-10A 세포의 TPA 유도 피부암 촉진 및 발암을 명백하게 억제했다. 또한 25~100uM 농도의 Rg3는 NF-κB 활성의 감소 및 세포사멸의 유도를 통해 인간 SW620 및 HCT116 결장암 세포주의 성장을 용량 의존적으로 억제했다[341 342]. Rg3 강화 홍삼 제제(100mg/kg)를 28일간 누드마우스에 경구 투여한 결과 인간 H460 폐암 세포의 성장이 현저히 억제돼 마우스에서 종양

337. Lee HJ. Phytother Res. 2009.

338. Panwar M. Phytother. 2005.

339. Hur JM. J Applied Biol Chem. 2011.

340. Yun YS. Cancer Detect Prevent. 1987.

341. Kim SM. Pharm Res. 2009.

342. Luo XJ. Inti J Oncol. 2008.

무게가 30~31% 감소했고, 생체 내에서의 비장 세포 증식 촉진 및 혈액 대식세포의 활성이 증가됐다[343 344].

시험관 내 실험에서 Rh2는 A375-S2(피부), HeLa(자궁경부), RM-1(전립선), Hep-A-22(간), HL-60(백혈병), A549 및 A549/DDP(폐) 및 SK-N-BE2(뇌)를 포함한 여러 종류의 인간 종양 세포주의 세포 성장을 유의하게 억제하고 세포 종양을 유도했다[345 346 347 348 349 350 351 352 353 354 355 356 357]. 누드마우스 모델에서 Rh2는 난소 및 전립선의 인간 암종 세포의 성장에 대한 유의적인 억제 활성이 추가로 확인됐다[358].

343. Yuan HD. Mol Med Reports. 2010.

344. Park DS. Envirim Toxicol Pharmacol. 2011.

345. Yun TK. Mutat Res. 2003.

346. Ham YM. J Pharmacol Experim Therap. 2006.

347. Zhou DB. Zhongguo Feiai Zazhi. 2005.

348. Byun BY. Koryo Insam Hakhoechi. 1995.

349. Cheng CC. Cancer Chemother Pharmacol. 2005.

350. Kim YS. Archiv Pharm Res. 2004.

351. Fei XF. J. Chem Res in Chin Univ. 2003.

352. Fei XF. Acta Pharmacol Sinica. 2002.

353. Hou YJ. Zhongguo Zuzhi Gongcheng Yanjiu Yu Linchuang Kangfu. 2008.

354. He JC. J. Jilin Univ. 2007.

355. Shin HJ. Planta Med. 2004.

356. Huang J. Archiv Pharm Res. 2008.

357. Zhou HH. Chem Res in Chin Univ. 2010.

358. Kong FL. J. Beihua Univ. 2006.

Rh2는 CDK-4, CDK-6, cyclin-D1, cyclin-D2, cyclin-D3 및 cyclin-E의 하향 조절과 CDK 억제제(예, p21$^{CIP1/WAF1}$ 및 p27^{KIP1})의 상향 조절을 통해 HL-60 백혈병 세포의 G1기에서 세포주기의 진행을 막았으며, TGF-β 생산을 증가시킴으로써 HL-60 세포의 분화를 유도했다[359]. 또한 p38$^{MAPK, ERK 및 JNK}$의 활성화를 억제함으로써 인간 교모세포종에서 금속기질분해효소의 유의한 억제 효과를 나타내어 세포 침범을 현저히 저해했다[360]. Rh2(5~20mg/kg)의 투여는 B16 흑색종 세포 또는 루이스 폐암 세포를 보유하는 마우스에서 사이클로포스파마이드의 세포독성을 현저하게 강화시켰으며, 시험관 내 PC3M 전립선 암세포에서 시스플라틴의 세포사멸 효과를 크게 증가시켰다. 동시에 항암제의 유전 독성 효과는 인삼과의 병용 치료로 현저하게 약화시킬 수 있었다[361][362].

인삼 유래의 석유 에테르 추출물은 풍부한 폴리아세틸렌을 함유하고 있으며, 시험관 내에서 HepG2 간암 및 L929 섬유아세포 세포주에 대해 현저한 성장 억제를 나타냈다[363]. 파낙시트리올(Panaxytriol)은 다양하게 시험된 종양 세포에서 세포 성장과 DNA 합성에 대해 유의한 억제 효과를 나타냈다. 마우스 P388D1 림프종 세포에 대한 파낙시트리

359. Chung KS. Carcinogenesis. 2013.

360. Kim SY. Biochem Pharmacol. 2007.

361. Wang ZH. Basic Clinical Pharmacol Toxicol. 2006.

362. Meng Y. Zhongguo Bingli Shengli Zazhi. 2003.

363. Kim IW. Koryo Taehakkyo Uikwa Taehak Nonmunjip. 1993.

올의 세포독성은 IC50 값이 3.1pg/mL으로 시간 및 용량 의존적 방식으로 나타났다. 24시간 및 36시간 동안 5pg/mL 파낙시트리올을 처리한 P388D1 세포는 체외에서 G2/M기에 세포주기 정지를 촉진시켰다[364].

40mg/kg 용량의 파낙시트리올의 근육 내 투여는 B16 흑색종을 이식한 마우스에서 유의한 항성장 효과를 나타냈다[365]. 또한 미토마이신(Mitomycin-C)의 세포독성 용량축적은 파낙시트리올에 의해 인간 MK-1 위암 세포에서 증가할 수 있어 효과적인 항종양 효과를 나타냈다[366]. 파낙시돌, 파낙시놀 및 파낙시트리올의 종양 억제 효과는 농도에 따라 크게 달라졌으며, 고농도에서는 독성을 나타냈지만 저농도에서는 세포증식 억제 효과가 있음이 입증됐다[367].

364. Kim JY. Planta Med. 2002.

365. Katano M. Gan to Kagaku Ryoho. 1990.

366. Matsunaga H. Cancer Chemother Pharmacol. 1994.

367. Matsunaga, H. Chem Pharm. Bull. 1990.

인진(茵陳)

인진(Wormwood)은 아르테미시아 스코파리아(Artemisia Scoparia, 저모호)와 아르테미시아 카필라리에(A. capillaries, 인진호)에서 기원한다. 인진의 지상부는 봄과 가을에 채집되며 전통적인 한약재로서 햇빛에 말려 사용된다.

저모호는 골수 세포에서의 소핵의 천분율을 낮추고 생쥐에서 염색체 변형의 비율을 줄이고 세포당 자매 염색 분체 교환을 용량 의존적으로 감소시킴으로써 AFB1에 의한 발암을 억제할 수 있다[368]. 약초는 바이러스성 종양 단백질 E6의 간섭 작용과 E6과 E6 관련 RB 단백질(E6AP), E3 유비퀴틴(E3 Ubiquitin) 단백질 리가아제(Ligase) 사이의 결합을 방해할 수 있다. 이 결과는 인진이 인유두종 바이러스(HPV)에 감염된 자궁경부의 발암을 차단할 수 있다는 사실을 보여준다. 저모호로부터 분리된 생체 활성 성분인 3,5-Di-O-카페오일퀴닉산(3,5-Di-O-Caffeoylquinic Acid, DCQA)는 E6와 E6AP의 결합을 억제하고 용량 의존적으로 인간 자궁경부암 세포주(SiHa와 CaSKi)의 항증식 효과를 나타냈다. DCQA는 또한 인유두종 바이러스(HPV)에 감염된 자궁경부암의 임상적 치료를 위한 잠재적인 약물일 수 있다[369].

인진호의 클로로포름(Chloroform) 분획은 시험관 내 및 생체 내에

---

368. Hong ZF. Zhongyi Zazhi(Eng. edit.). 1996.

369. Baek T. Saengyak Hakhoechi. 2004.

서 마우스 L1210 백혈병을 억제하는 것과 마우스 표피의 암 발생을 줄이는 데 매우 효과적이다. 클로로포름 분획의 주요 생체 활성 성분은 GC-MS 분석에 의해 장뇌, 1-보르네올(1-Borneol), 코우마린(Coumarin) 그리고 아칠린(Achillin)으로 밝혀졌다[370].

인진호로부터 분리된 두 가지 플라보노이드인 서시마리틴(Cirsimaritin)과 카필라리신(Capillarisin)은 세포실험에서 인간 HeLa 자궁경부암 세포와 마우스 에를리히 종양 세포의 증식에 대해 용량 의존적인 세포 파괴 활성을 보였다. IC50 값은 HeLa 세포에서 각각 3.2 그리고 3.4μg/mL이었고, 에를리히 세포에서는 각각 0.54 및 0.03μg/mL이었다[371]. 종양 이식 마우스에 카필라리신을 주로 함유하는 분획을 경구 투여하면 생체 내에서 메스-A(Meth-A) 섬유 육종의 성장이 현저히 억제됐다[372].

인진에서 추출한 정유와 카필라리신은 인간 KB 비인두암 세포의 증식을 억제하고 p38/NF-κB과 JNK/Bcl-2 매개 경로를 통해 세포사멸을 유도할 수 있다. HepG2와 HUH7 인간 간암 세포의 증식은 시험관 내 실험에서 카필라리신에 의해 적절하게 억제됐다(IC50 : < 50μg/mL)[373].

370. Kim YS. J Food Sci. 2008.

371. Jiang JY. J China Pharm Univ. 1992.

372. Cha J. J Food Sci. 2009.

373. Yang CC. J Supercritical Fluids. 2007.

천화분(天花粉)

천화분은 쿠쿠르비타세에(Cucurbitaceae) 식물인 트리초산 테스 키릴로위(Trichosanthes Kirilowii), 트리초산테스 로스토니(T. Rosthornii) 및 트리초산테스 자포니카(T. Japonica)의 건조 뿌리 괴경에서 기원한다. 뿌리는 전통적으로 봄과 가을에 수집돼 벗겨져 햇볕에 건조된다. 천화분 메탄올 추출물은 G2/M 세포정지 및 튜블린(Tublin) 중합 차단과 동시에 $25\mu g/mL$ 농도에서 인간 HepG2 간암세포의 성장을 시간 의존적으로 억제시켰다[374].

트리초산테스 앤귀나(Trichosanthes Anguina L.) 추출물은 천화분의 주성분인 트리초산틴(Trichosanthin)의 활성보다 4배 더 강하게 인간 HeLa 자궁경부암 세포(IC50 : 33.4mg/L, 48시간)에 대한 항균 및 세포사멸 효과를 나타냈다[375]. 천화분 뿌리 분말 추출은 세포주기의 정지와 인간 A549 폐암 세포의 사멸을 유도해 시험관 내 및 생체 내 A549 세포의 증식, 이동 및 전이를 억제했다[376]. 또한 물 추출물은 대동맥의 내피세포와 병아리 태아융모막 두 모델 모두에서 강한 혈관신생 억제작용을 나타냈으며 천화분이 종양 형성 과정을 예방하거나 지연시킬 수

---

374. Woo SJ. J Ethnopharmacol. 2008.

375. Dou CM. World J Gastroenterol. 2004.

376. Li CT. Pharm Biol. 2010.

있는 효과가 있음을 보여줬다[377].

트리초산틴(Trichosanthin)

트리초산틴은 천화분 뿌리 분말의 주요 구성 성분인 I형 리보솜 –
불활화 단백질(RIP-I)로, 트로포블라스트(Trophoblast)에 대한 높은 독
성으로 인해 중국에서 1,500년 동안 낙태를 유도하는 데 사용됐다. 트
리초산틴이 시험관 내 및 생체 내에서 다양한 종양 세포주에 세포독성
이 있다는 많은 보고가 있었다. 트리초산틴은 동물실험에서 융모막상
피종, A549 폐암, HT-29 결장암, HDS 골육종과 WISH 양막 세포
주의 증식억제 효과를 보였다(IC50 : 3.3~16, 18.3, 42.1, 41.4, 70pg/
mL)[378 379]. 트리초산틴은 결장암 세포, 간암 세포, 분화된 위암 세포,
ras 양성 Wef 종양 세포를 직접 살상할 수 있었고, 폐 선암종 세포와

377. Wang SS. Life Sci. 2004.

378. Wang YF. Zhongliu. 1989.

379. Geng B. Shiyong Zhongliu Zazhi. 1991.

ras 음성 암세포에도 약한 억제 효과를 나타냈다[380 381]. 트리초산틴(0.2 ㎎/마우스)의 복강 내 투여는 면역 결핍과 함께 적혈구의 부착 능력을 강화시키고 암세포 성장을 방해해 에를리히 복수암 또는 복수 간암을 앓고 있는 마우스의 수명이 현저히 연장됐다. 또한 트리초산틴은 생체 내 및 시험관 내에서 생쥐 악성종양(MBI-2)의 성장을 억제했지만 실제 간암세포주에 대한 억제율은 상대적으로 낮았다[382 383 384].

천화분은 융모막상피종 및 악성 포상 분자로 고통받는 환자의 치료에 적용될 수 있다. 트리초산틴은 95% 이상의 악성 포상 기질 및 50~60%의 융모막상피종을 치료하는 데 의미 있는 결과를 보였다. 외과 수술이나 방사선 요법과 병용하면 트리초산틴은 융모막상피종의 항암 치료율을 현저하게 향상시킨다. 가장 좋은 투여 방법은 정맥 주사로, 트리초산틴을 사용함에 있어 반복적인 약제의 내성 문제로 인해 용량을 점진적으로 증가시켜야 한다. 용량은 최대 16~20mg까지 즉시 도달할 수 있지만 일일 총 투여량은 40mg 이내여야 한다[385].

380. Wu YX. Chinese Materia Medica. 1999.

381. Li M. Anatomical Record. 2010.

382. Guo F. Zhongxiyi Jiehe Zazhi. 1989.

383. Liu XP. Zhongguo Yaolixue Tongbao. 1991.

384. Guo F. Acad J 2nd Military Med Univ. 1980.

385. Huang YL. J Integrated Tradit Western Med. 1987.

청호(靑蒿)

청호(쑥)는 아르테미시아 애누아 L(Artemisia annua L)을 건조한 것이다. 다년생 식물로 온화한 아시아가 원산지이지만, 전 세계에 분포돼있다. 청호는 일반적으로 꽃이 피기 전 지상부를 가을에 채취해 그늘에서 건조시켜 약재로 활용한다.

고서에 따르면 청호는 말라리아 치료에 1,000년 이상 사용돼왔다. 1972년 청호의 아르테미시닌(Artemisinin)과 그 유도체가 밝혀졌다. 게다가 항말라리아 활성 외에도 아르테미시닌은 종양세포의 성장 억제에 효과적이었다.

시험관 분석에서, 아르테미시닌은 A549 및 ASTC-a-1(폐), SMMC-7721 및 HepG2(간), LNCaP(전립선), MCF-7(유방), HeLa(자궁경부), HT-29(결장) 및 P388(백혈병) 같은 많은 인간 및 마우스 종양 세포주에 유의적인 세포독성을 나타냈다. 암세포는 정상 세포보다 상대적으로 많은 양의 철을 흡수하기 때문에, 아르테미시닌과 그 유사체는 철과 반응해 세포를 사멸하는 유리기를 형성해 암세포의 사멸을 증가시킨다[386][387][388][389][390].

386. Wang GL. Zhongguo Zhongyao Zazhi. 2005.

387. Xiao FL. Sci Technol. 2011.

388. Willoughby JA. J Biol Chem. 2009.

389. Beekman AC. Planta Med. 1998.

390. Jung M. Curr Med Chem. 2004.

아르테미시닌과 아르테미시텐(Artemisitene)의 동물시험 항암효과는 에를리히 복수암 또는 섬유 육종이 이식된 동물 모델에서 입증됐다. 아르테미시닌의 항암기전은 세포 의존성 Bax/Bak에 독립적인 세포사멸(ASTC-a-1 세포에서와 같은)을 유도하고 CDK 단백질 및 전사수준(예：SMMC-7721 및 LNCaP 세포)의 하향 조절에 의한 세포주기 정지를 유도하는 것과 관련이 있는 것으로 나타났다.

진행성 비소세포성 폐암 환자 60명에게 NP(Vinorelbine과 Cisplatin의 항암제 요법)와 아르테미시닌 주사액(120mg, 1일 1회 정맥 내 투여)으로 치료해 단기 생존율의 상승과 장기간의 생존 환자의 수명 증진을 이끌었다[391]. IV기 전이성 포도막 흑색종을 가진 한 환자는 다카바진(Dacarbazine) 및 아르테미시닌과의 병용 요법 후에 질병의 안정상태가 나타났고 생존기간 또한 연장됐다[392].

391. Zhang ZY. Zhongxiyi Jiehe Xuebao. 2008.

392. Berger TG. Oncol Reports. 2005.

택칠(澤漆)

택칠은 전초식물인 유포비아 헬리오스코피아(Euphorbia helioscopia L. (Euphorbiaceae))에서 기원한다. 이 초본식물은 대부분의 유럽, 북부 아프리카 및 대부분의 동아시아가 산지이다. 티베트 지방을 제외한 중국에서 넓게 분포돼있고 4월과 5월의 꽃이 필 시기에 수집돼 햇볕에 건조된다.

택칠 뿌리 물 추출물은 시험관 내에서 3종의 암세포주에 대한 억제 효과를 갖는 것으로 나타났다. 인간 SMMC-7721(간암), HeLa(자궁경부암) 및 MKN-45(위암) 종양 세포주에서 4mg/mL의 농도로 처리한 결과 항종양률은 각각 59.8%, 66.4% 및 70.5%였다[393].

100~200pg/mL 농도의 에탄올 추출물은 G1 세포주기 정지 및 SMMC-7721 세포의 세포사멸을 유도해 시간 및 용량 의존적 방식으로 간암 세포의 증식을 현저하게 억제했다. 또한 암세포 침윤 및 MMP-9 발현에 대해 용량 의존적 억제 효과를 발휘했다[394].

또 생쥐에서 육종 180의 성장을 억제했을 뿐만 아니라 비장과 흉선의 지표, 과산화물 제거효소의 활성화 및 혈청 내 과산화지질이 자동 산화되어 받아서 생긴 카르보닐기(마론디알데히드) 함량의 감소를 나타냈다[395].

---

393. Cai Y. Zhongyaocai. 1999.

394. Wang ZY. Anatomical Record. 2012.

395. Hu ZZ. Food and Drug. 2013.

디테르페노이드(Diterpenoids)

　택칠 추출물에서 여러 세포독성 거대고리성 디테르페노이드(Diterpenoid)
가 발견됐다. 유포닌(Euphornin)은 시험관 내에서 생쥐 LA795 폐 선암
종 세포에 대해 세포독성을 보였으며, 유포민-L(Euphomin-L)과 유포
스코핀-F(Euphoscopin-F)는 인간 HL-60 백혈병 세포에 현저한 항증
식 효과를 보였다(IC50 : 각각 2.7uM 및 9.0uM)[396][397]. 헬리오스코피노라
이드-A(Helioscopinolide-A)는 HeLa(자궁경부) 및 MDA-MB-231(유
방암) 세포주에서 세포독성 효과를 나타냈다. 각각의 IC50 값은 HeLa
세포에서 0.11uM 및 3.1uM이고 MDA-MB-231 세포에서 2.1uM
및 13.4uM이었다[398]. 헬리오스코피노라이드-A와 헬리오스코피노라
이드-B는 또한 동물실험에서 MCF-7(유방), NCI-H460(폐) 및 SF-
268(뇌) 인간 종양 세포주의 성장을 적절히 억제했다[399].

396. Chen HX. Nat Prod Res. 2012.

397. Tao HW. Archiv Pharm Res. 2008.

398. Lu ZQ. J Nat Prods. 2008.

399. Valente C. J Nat Prod. 2004.

패장초(敗醬草)

패장초는 파트리니아 스카비오새폴리아(Patrinia Scabiosaefolia)와 파트리니아 빌로사(Patrinia Villosa(Valerianaceae))의 두 종류의 식물에서 기원한다. 두 개의 파트리니아(Patrinia) 식물은 중국의 남서부 지역 중 일부뿐만 아니라 동북부, 북부, 동부 그리고 남부 지역에 분포돼있다. 넓게 성장한 상태의 전체 식물을 위해서는 여름과 가을에 채집되지만, 배양된 식물을 채집하는 가장 좋은 시기는 개화하기 전이다. 채집된 전체 식물은 햇볕에 건조돼 한약으로 이용된다.

패장초는 위장암을 비롯한 다양한 악성 종양의 임상치료에 유명한 한약이다. 생체 활성과 관련된 식물 화학적 연구는 패장초의 항종양 가능성의 많은 과학적 증거를 제공한다.

시험관 내에서 48시간 동안 처리된 MCF-7(유방), A375(피부), HepG2(간), A549(폐) 및 PC3(전립선) 세포를 포함한 인간 암세포주에 대해 에틸 아세테이트 추출물(Ethyl Acetate Extract)은 이 세포들의 증식에 대해 적절한 억제 효과를 나타냈다. EAE-PS에 가장 잘 반응하는 세포주는 MCF-7 유방암 세포(IC50 : 112.3pg/mL)였고, 가장 저항성이 강한 세포주는 PC3 전립선 암세포였다. 분석 결과 EAE-PS는 36시간 처리 후에 MCF-7 세포의 세포사멸을 14.5배 증가시켰으며, 세포사멸은 카스파제 독립적 미토콘드리아 세포사멸 경로를 활성화시킴으로서 유도됐다[400]. 그 에탄올 추출물은 STAT3 경로의 저해와 cyclin-D1과 Bcl-2의 발현을 통해 인간 U266 다발성 골수종 세포에 대해 세포사멸의 유도와 증식의 억제를 나타냈다[401].

패장초 사포닌(P. Villosa Saponins, SPV)은 카스파제-3 활성 세포사멸의 촉진과 관련해 인간 헬라(HeLa) 자궁경부암 세포의 증식억제 활성이 용량 의존적으로 나타나는 것으로 밝혀졌다[402].

SPV는 또한 동물실험에서 CDK4과 사이클린 D-1 발현의 저해 그리고 G0/G1기의 세포주기 정지와 함께 동반되는 마우스 B16 흑색종, 마우스 LI 210 백혈병 그리고 인간 MCF-7 유방암 세포주에 대해 용량 의존적인 항증식 효과를 나타냈다[403].

SPV의 항종양 효과는 U14 자궁경부암 세포를 이식한 마우스 모델에서 더 입증됐고, SPV를 50mg/kg 그리고 100mg/kg 용량 투여했을 때 U14 종양의 무게를 효율적으로 각각 35.1% 및 57.1% 감소시켰다[404].

400. Chiu L. J Ethnopharmacol. 2006.

401. Peng J. Mol Med Reports. 2011.

402. Zhang T. Zhongguo Laonianxue Zazhi. 2012.

403. Guo L. Afri J Pharm. Pharmacol. 2013.

404. Zhang T. Phytother Res. 2008.

황기(黃芪)

황기(Astragali Radix)는 콩과 식물인 아스트라갈루스 멤브라나세우스(Astragalus Membranaceus (A. Propinquus))와 아스트라갈루스 멤브라나세우스 바. 몽골리쿠스(A. Membranaceus var. Mongholicus)의 말린 뿌리다. 이는 몽골과 한국뿐만 아니라 중국의 북쪽과 동쪽 지역이 원산지로 주로 중국의 북서쪽 지방에서 생산되며 많은 곳에서 경작된다. 뿌리는 일반적으로 약초를 4년까지 기른 뒤 수확된다.

황기의 중요한 항종양과 항산화 역할은 생체외 실험에서 폐, 간, 위장관, 비인두, 유방과 같은 고형 종양에서 나타났다[405 406].

황기 추출물은 생체외에서 세포독성을 제외하고 세포 호흡과 DNA 합성을 막음으로써 세포 분열을 억제하는 효능을 통해 위암세포의 성장을 억제한다고 밝혀졌으며, G2/M 세포 주기 정지와 세포사멸을 유도함으로써 용량 의존 방식을 통해 HEp-2 후두암 세포의 증식을 억제했다[407].

생리적 복용량인 0.2g/mL 농도의 황기를 주입했을 때, 증식을 억제하고 세포주기 정지와 호르몬 민감성 MCF-7 유방암 세포의 세포사멸을 유도했다[408]. 생체외 실험에서, 주입은 U937 백혈병 세포의 증식을 억제하고, c-Myc 발현의 하향 조절과 p27 발현의 상향 조절을 통해서

405. Lin J. World J Gastroenterol. 2003.

406. Peng XZ. J Med Plants Res. 2011.

407. Song Y. Shiyong Yaowu Yu Linchuang. 2013.

408. Zhou RF. Zhongyaocai. 2009.

세포사멸을 유도했다[409].

황기의 생체 내 실험의 항증식성과 세포사멸 유도 효과는 H22 간암이 이식된 마우스 모델에서도 나타났는데, 흉선과 비장의 지표와 IL-2와 TNF-α의 수치는 유의하게 증가됐다[410].

더욱이 황기 주사는 생체외에서 WEHI-164 육종 세포에 대한 림포카인활성 살해세포와 같은 활성을 유도하며, 주사로 미리 처리된 대식세포는 시험관 내의 MBL-2 림프구성 백혈병에 세포독성 효과를 증가시킬 수 있었다[411]. 또 생체내 실험은 황기의 주입이 인간과 쥐의 암세포에서 단핵구 분화를 유도할 수 있음을 보여줬다[412].

환자로부터 직접 수집된 폐암세포에서 IL-2와 IFN-γ의 발현은 유의하지 않았지만, 환자로부터의 말초혈액 단핵구 세포에서 IL-4, IL-6, 그리고 IL-10의 mRNA 발현율은 명백히 대조군보다 높았다. 이들 세포를 황기로 처치했을 때, IFN-γ와 IL-2가 IL-4, IL-6 및 IL-10의 발현의 감소와 병용해 유의하게 활성화됐다[413].

IL-2, IL-2 및 IL-4, 또는 IL-2 및 TNF-α와 같은 사이토카인(Cytokines)과 황기를 결합해 식도암 세포에 공동으로 처리했을 때, 증식 촉진 및 종양 비침윤 림프구(TIL)의 특이 항암 활성이 현저히 강화됐다[414].

---

409. Jia XH. Zhongguo Dangdai Erke Zazhi. 2013.

410. Li LK. Sichuan J Pharmacol Sci. 2011.

411. Cho WC. Cancer Lett. 2007.

412. Liu MQ. Cancer Res Prev Treat. 1992.

413. Xiao WJ. Shangdong Med Univ. 2001.

414. Ren DL. Huaxi Yaoxue Zazhi. 2000.

황기의 생물학적 활성은 주로 사포닌(Saponins), 이소플라보노이드(Isoflavonoids), 알카로이드(Alkaloids), 아미노뷰티르산(Aminobutyric Acid), 렉틴(Lectin), 다당체와 철, 구리, 셀레늄 철, 마그네슘, 칼슘, 아연과 같은 미량 원소들에 의해 나타난다고 알려져있다.

총 트리테르펜 사포닌(Triterpene Saponins)은 황기에서 주요 성분으로 추출됐으며, 여기에는 다양한 인간 암 세포주 및 종양 이종 이식에 대한 잠재적인 항종양 효과가 포함된다.

인간 HepG2와 Bel-7404 간암 세포를 황기 추출물(20~80mg/L)과 함께 6일 동안 배양했을 때, 종양 세포의 세포사멸이 촉진됐고 세포의 성장이 눈에 띄게 용량 의존적인 방식으로 억제됐다[415].

성장 억제와 세포사멸 유도 기전은 ERK-의존성 핵인자-κB(Nuclear Factor-κB) 신호전달 경로와 관련이 있다. 동시에 NF-κB/DNA-결합 활성을 줄이고, 항 세포사멸 단백질인 Bcl-2와 Bcl-xL 발현을 하향 조절하고, wtp52와 카스파제의 발현을 증가시키고, 간세포 종양표지자(α-Fetoprotein)의 발현을 감소시켰다[416].

황기 추출물(60pg/mL)의 항성장 활성은 G2/M기의 세포 주기 정지와 세포사멸의 연속적인 증가와 관련해 HT-29 대장암종에서 입증됐다. 그 기전은 mTOR과 ERK 신호 전달 경로가 뒤따르며 p21 발현의 조절과 CDK 활성의 억제가 병행되는 것이다[417][418].

415. Yang Y. Chin Pharmacol Bull. 2001.

416. Auyeung KK. Inti J Mol Med. 2009.

417. Auyeung KK. Inti. J Mol Med. 2010.

418. Tin MMY. Carcinogenesis. 2007.

통합암치료의 역할

코디세핀, R1 성분의 삼칠충초정

Rg3, Rh2 성분의 독삼섬수단

푸스틴, 피세틴, 설퍼레틴 성분의 건칠정

렉틴, 프로폴리스 성분의 노봉상기정

폴리아세틸렌 성분의 자율신경 면역약침

한국형 통합암치료

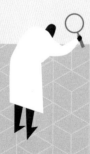

제 **8** 장

한국형
통합암치료 기술

통합암치료의 역할

통합암치료는 다성분 다표적 항암면역 천연물을 활용해 종양의 대표적인 특징들을 억제하고 또한 종양 미세환경을 개선시킴으로써 암의 성장 및 침윤과 전이를 억제한다. 뿐만 아니라 항암, 방사선 등으로 발생하는 독성감소 및 증상완화, 항암효과 증진 효능을 통해 보다 효율적으로 암의 표준치료를 끝까지 받을 수 있도록 도와준다. 궁극적으로 통합암치료의 최종목표는 암 환자의 삶의 질을 개선시키고 생존율을 연장시키는 것이다. 치료 유형별로는 부작용 감소 치료, 병용 치료, 전이재발억제 치료, 완화치료로 나눌 수 있다. 부작용 감소 치료는 수술, 항암화학요법, 방사선치료 등을 받는 환자의 체력을 개선시키고 증상을 완화시키는 것이다. 이는 수술, 항암, 방사선, 표적치료 후에 사용하며 주로 증상개선, 기능회복촉진, 수술과 항암치료의 부작용을 줄이고 생존율은 증가시키는 효능을 가진다. 병용치료는 표준치료의 완성도를 높이기 위한 방법이다. 수술, 항암, 방사선, 표적치료와 함께 사용하며 특히 항암치료가 내성을 발휘하거나 잘 반응하지 않는 경우에 표준치료의 효과를 높이기 위한 목적으로 사용된다. 전이재발억제 치료는 표준치료를 통해 종양이 완전히 제거됐거나 또는 더 이상 줄어들지 않는 경우에 그 진행을 억제하기 위해 사용된다. 주된 목적은 재발과 전이를 억제하고, 증상을 개선하며, 생존율을 높이는 것이다. 완화치료는 직접적인 암치료를 목적으로 하기보다는 증상완화, 삶의 질 개선을 통해 궁극적으로 생존기간을 연장하는 것이다. 이를 종합적으로 요약해보면 다음 그림과 같다[419].

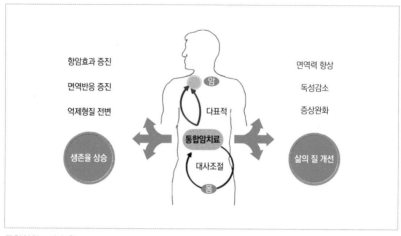

통합암치료의 역할

코디세핀, R1 성분의
삼칠충초정

삼칠충초정(인삼, 삼칠근, 동충하초, 유향)은 1740년 청나라 왕유덕이 저술한 《외과증치전생집》의 서황환(유향, 몰약, 사향, 우황)이 유암, 횡현, 나력, 담핵, 폐옹에 효력이 있는 한약처방이라는 것을 모티브로 만들어지게 됐다. 구성약물을 살펴보면 활혈거어 작용이 있는 유

---

419. Li J. Biomed Res Int. 2015.

향, 삼칠근과 부정배본 효능이 있는 인삼과 동충하초로 구성돼, 직접적 암치료와 암의 전이 및 재발방지 등에 사용하고 있으며 현재까지 많은 임상적 증례들이 보고됐다.

인간폐암세포주인 A549 세포를 이용한 생체 내 실험에서 100, 200, 400mg/kg에서 농도 의존적으로 효과가 있었으며[420], 시스플라틴 내성 폐암세포주인 A549/CR에서도 증식억제 효과가 나타났다[421]. 이를 바탕으로 상피세포 성장인자 수용체(EGFR) 표적항암제인 아파티닙(Afatinib(Giotrip))과의 병용투여의 효과를 알아보기 위해 표적항암제 내성을 가진 비소세포폐암 H1975 세포를 이용한 생체 내 및 시험관 내 연구에서도 유의미한 결과를 얻었다[422].

삼칠충초정의 인간폐암세포주 A549 세포에 대한 항폐암 효과를 생체 내와 시험관 내 실험에서 확인했다. 세포증식시험에서 A549 세포에 대한 삼칠충초정의 IC50 값은 0.108±0.029mg/mL로 일반 세포에는 영향을 주지 않아 안전한 것으로 실험결과 나타났다. 동물실험에서 대조군으로 증류수 투여군, 활성 대조군으로 얼로티닙(Erlotinib(Tarceva)) 50mg/kg, 시스플라틴 5mg/kg 투여군, 실험군으로는 삼칠충초정 100, 200, 400mg/kg 투여군으로 비교했다. 연구결과 삼칠충초정은 농도 의존적으로 A549에 대한 항폐암 효과를 나타냈으며, 활성 대조군과도 유사한 효과를 보였다. 항폐암 효과와 더

420. Kang HJ. Int. Acad J of Sci Res. 2016.

421. Kang HJ. Mol Med Rep. 2018.

422. 김지혜. 대전대학교 한의과대학원 박사논문. 2018.

불어 간기능, 신기능에는 영향을 주지 않았으며 이는 시스플라틴과 얼로티닙의 부작용과는 대조적으로 나타났다. 단백질칩 기반 항체 마이크로어레이(ProteoChip-based antibody micro-array)를 이용한 기전 연구 결과 세포사멸 기전의 일부인 STAT3을 억제하는 것으로 나타났다.

A549 시스플라틴 내성 세포에 대한 삼칠충초정의 효과에 관한 연구를 위해 MTT assay와 단백질칩 기반 항체 마이크로어레이를 사용했고, 시스플라틴, 아파티닙과 비교했다. 시스플라틴에서는 효과를 보이지 않는 반면에 삼칠충초정과 아파티닙은 내성세포에도 효과를 나타냈다. 기전연구에서는 STAT3에 대한 억제 및 Bax 유전자 촉진으로 세포사멸을 조절하는 것으로 나타났다.

표적항암제 내성을 가진 비소세포폐암 세포 H1975(EGFR L858R/T790M 이중돌연변이)에 대한 삼칠충초정의 성장억제 능력을 조사했다. MTT 실험 결과 삼칠충초정 투여에서 H1975 폐암 세포에서는 농도 의존적으로 세포증식이 감소함을 보였으며, IC50 값은 0.128 ± 0.064mg/mL이 측정됐다. 삼칠충초정과 아파티닙의 병용투여 실험은 아파티닙의 농도를 0.05uM로 고정하고, 삼칠충초정의 농도를 변화시켜 삼칠충초정과 아파티닙의 상승 효능을 관찰했다. 아파티닙과 삼칠충초정을 병용투여한 결과 농도 의존적으로 세포 증식이 감소함을 보였다(IC50 : 0.039 ± 0.022mg/mL). 병용투여 결과 아파티닙 단독투여에 비해 삼칠충초정과 아파티닙과의 병용투여가 더 효과적으로 내성폐암 세포를 억제했다. 세포주기 관련 단백질의 프로파일 분석 삼칠충초정과 아파티닙 병용투여 시 p16의 발현이 증가했고, pERK1/2 발현이 감소됐다. 이는 전기 세포사멸을 유도했고, G1기와 S기의 세포주기를 증가시켰다. 카스파제 활성분석 결과, 삼칠충초정과 아파티닙의 병용투여는 아파티닙 단독투여보다 카스파제 활성도를 유의미하게 증가시켰다.

인간 폐암세포 H1975을 3차원배양해 매트리젤(Matrigel)과 1:1 비율로 혼합해 약물을 처리하지 않은 대조군과 얼로티닙, 아파티닙, 삼칠충초정, 아파티닙 + 삼칠충초정 처리군으로 구분해 종양 크기의 감소를 관찰했다. 실험 결과, 삼칠충초정 단독투여군 및 삼칠충초정과 아파티닙과의 병용투여군에서 용량 의존적으로 종양증식이 감소했다. 아파티닙의 병용투여 결과 아파티닙 10mg/kg과 삼칠충초정 400mg/kg 투여군에서 아파티닙 40mg/kg 단독투여군과 유사한 종양억제 효능을 관찰했다. 이 결과로 볼 때 삼칠충초정은 자체로서 및 항암제 아파티닙과의 병용투여로 아파티닙의 단독투여보다 더 적은 용량을 투여함으로서 항암제 부작용을 감소시키고 항암효과는 극대화 시킬 수 있다는 사실을 증명했다.

삼칠충초정을 3-D HPLC로 분석했을 때 동충하초의 코디세핀, 삼칠근의 노토진세노사이드 R1, 인삼의 진세노사이드 Rg1, Rb1, 유향의 α-보스웰릭산 그리고 β-보스웰릭산 등의 주요 구성요소로 이뤄져 있음을 확인할 수 있었다.

정량 분석 결과 삼칠충초정은 650mg 1정당 코디세핀 0.320mg, 노토진세노사이드 R1 1.110mg, 진세노사이드 Rg1 0.610mg, 진세노사이드 Rb1 1.270mg, α-보스웰릭산 0.031mg, β-보스웰릭산 0.05mg을 포함하고 있다.

삼칠근의 노토진세노사이드 R1 성분은 인간 결장암세포주의 전이를 억제하고, 트릴리놀레인(Trilinolein)은 A549 비소세포성 폐암세포주의 증식을 억제함이 보고됐다[423][424]. 또한 동충하초는 p53과 p21 농도를 증가시킴으로써 비소세포성 폐암세포주의 성장을 억제하고, 코디세핀은 비소세포성 폐암세포주에서 카스파제-8의 활성을 억제하는 c-FLIP$_L$을 저해해 세포사멸을 유발한다[425][426]. 인삼의 Rg3 성분은 NF-κB 경로를 조절함으로써 비소세포성 폐암세포주가 방사선(γ-Radiation)에 민감하게 한다[427]. 유향의 보스웰릭산 성분은 세포실험에서 NF-κB를 억제해 염증을 억제하고, 카스파제를 활성화시키고 Bax 발현을 증가시켜 세포사멸을 유발한다고 보고됐다[428].

현재 삼칠충초정은 폐암 환자의 항암 및 항암제 효능 증진 목적으로 처방되고 있고, 대표적인 케이스로 아파티닙과의 병용투여로 진행성 비소세포성 폐암이 호전된 사례가 보고돼있으며, 임상적으로 유효성과 안전성을 보이고 있다[429].

423. Chou PY. Am J Chin Med. 2011.

424. Bizarro A. Molecules. 2015.

425. Yu X. Oncotarget. 2017.

426. Wang L. Mol Med Rep. 2015.

427. Khan MA. J Ethnopharmacol. 2016.

428. Choi YJ. Oncology Reports. 2011.

429. 김지혜. 대한한방내과학회지. 2017.

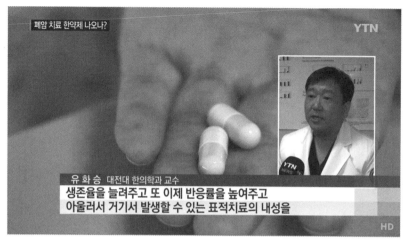

YTN 뉴스에 보도된 삼칠충초정(2018년 1월 13일)

Rg3, Rh2 성분의
독삼섬수단

독삼섬수단은 항암 진세노사이드인 Rg3, Rh2, Compound K 등을 증가시킨 강화(强化) 인삼(Modified Regular Ginseng Extract(독삼)과 두꺼비 독 중 항암효능을 지닌 성분으로 구성돼있다. MRGX의 항암효능에 대해서는 미국 엠디앤더슨 암센터와의 공동 연구를 통해 폐암, 위암, 간암 등에 대한 항암효능을 입증했다. 섬수는 "화찬수"라는 제약명으로 중국 상해 복단대학교 암센터를 중심으로 광범위하게 암 환자에게 항암목적으로 사용되고 있는 제제로 세로토닌(Serotonin) 등의 신경전달물질을 함유하여 신경안정 등의 효능도 가지고 있다. 독삼섬수 단은 신생혈관 형성억제, 암세포사멸 등의 기전을 통해 그 항암효능이 밝혀졌고, 특히 임상에 있어 암성 악액질 개선, 암성 피로 회복, 암 환 자 면역증진 및 식욕부진 개선 등 효과가 뛰어나 각종 암 환자에게 다양 한 목적을 가지고 사용되고 있다. 또한 암의 성장 및 전이재발에 필수 적이라 할 수 있는 신생혈관 형성을 억제하는 기전이 밝혀져 있다.

MRGX 처리된 폐암세포주(A549)에서의 유전자 발현의 변화를 조사 하기 위해 cDNA 마이크로 어레이 결과와 게놈 데이터를 검토했다. 유 전자 온톨로지(Ontology) 기반의 분석을 완료한 후, 상호작용 네트워크 를 통해 상향 및 하향 조절 프로필과 온톨로지 관련해 조절된 유전자 와 단백질로 유전자들을 그룹화했다. MRGX에 의해 상향 및 하향 조 절된 109개의 단백질들은 IPA를 사용해 분석한 결과 IL8, MMP7 및 uPAR은 MRGX 처리 폐암 세포에서 항암 활성에 중요한 역할을 함이 규명됐는데, 이러한 결과는 웨스턴블롯과 RT-PCR 분석을 통해 검증 했다. 대부분의 MRGX 반응성 유전자들은 A549 세포에서 일시적으로 상향 조절되기도 했지만, 대부분 지속적으로 하향 조절됐다. 50μg/mL 의 MRGX 투여는 폐암세포주의 세포사멸을 유도했다. FACS 분석으 로, 이동된 정상 세포의 부분과 비교해볼 때 정상세포의 대부분은 세포 사멸기전과 관련된 유로키나제 시그널링(Urokinase Signaling)을 요하 는 초기 사멸 단계로 이동됨을 알 수 있었다. MRGX는 유로키나제 시 그널링을 억제했는데, 인테그린(Integrin) α5β1에 의해 PLAUR 신호전 달계가 억제되면서 ERK와 FAK 신호전달계를 통해 독립적으로 p53을 경유해 전세포사멸 신호전달 경로를 유도했다[430].

MRGX는 또한 위암에 있어서도 세포증식 억제 효능을 보였다. MRGX의 투여는 62.5㎍/mL의 농도에서 KATO3 위암세포주의 사멸을 유도했다. FACS 분석에 의하면 초기와 후기 세포사멸이 MRGX에서 더 활발히 진행됐다. 또한 NF-κB 신호전달을 억제했고, p-Akt 및 p-mTOR의 농도가 MRGX로 처리했을 때 유의하게 감소함을 알 수 있었다. MRGX의 p-AKT 하향조절작용은 PI3K 의존성 세포사멸기전이 아니라 mTORC2 인자인 릭터(Rictor) 의존성 세포사멸기전에 의해 나타남을 알 수 있었다[431].

섬수의 주요 성분인 시노부파시니(Cinobufacini)는 섬물 추출물이다. 섬물 추출물은 생체 내와 시험관 내 모델에서 조사됐다. 이는 인간 백혈병 세포주의 증식을 현저하게 억제하고 G2/M 세포 정지와 세포사멸을 촉진했다[432 433]. 섬물 추출물로 치료했을 때, 항세포사멸 Bcl-2과 Bcl-xs/L의 하향 발현과 전세포사멸 Bax의 상향발현과 같은 일련의 상호작용을 통해서 인간 T24 방광암 세포의 생존력이 농도 의존적으로 억제됐고 세포사멸이 강화됐다. 이때 PARP와 P-카테닌(P-catenin) 단백질의 분해와 카스파제-3과 카스파제-9의 가수분해 활성이 동반했다. 또한, 섬물 추출물은 프로스타글란딘-E2의 합성을 억제함으로

430. Hwang IH. Am J Chin Med. 2016.

431. Hwang JW. Mol Med Rep. 2015.

432. Jin BJ. China Med. Univ. 2004.

433. Lu XL. J. China Med Univ. 2003.

써 COX-2의 발현 수준을 감소시켰다[434].

독삼섬수단은 bFGF로 유도된 증식과 HUVEC의 이동을 용량 의존적 방식으로 억제했다. 독삼섬수단으로 처리된 HUVEC에서 세포사멸의 증가를 입증함으로써 이 억제를 확인하기 위해 FACS 분석이 수행됐다. 세포사멸은 Bid 단백의 발현을 자극함으로써 나타났다. 독삼섬수단으로 치료 한 병아리 장뇨막(CAM)에서 혈관 형성은 PBS로 처리한 대조군과 비교해 현저하게 억제됐다. 그리고 세포증식, 이동 및 세포사멸에 관여하는 것으로 알려진 RNA 결합 단백질인 SAM 68이 상향 발현된다는 것이 밝혀졌다. 이러한 결과는 독삼섬수단에 의한 혈관신생억제가 독삼섬수단의 항암효과 중 하나일 수 있음을 시사한다[435].

푸스틴, 피세틴, 설퍼레틴 성분의 건칠정

옻은 건칠(乾漆)이라고 하며 생약명은 러스 베르니시플루아 스토크(Rhus Verniciflua Stokes)이다. 여름에 옻나무의 수피 위에 자상을 입혀 흘러나오는 물질을 건조한 것으로 채취하며 햇볕에 말린 후 깨

---

434. Ko WS. Oncol Reports. 2005.

435. Kang HJ. J BioChip. 2015.

끗한 건칠을 부스러뜨려 밀폐된 용기 안에서 가열해 불을 끄고 식으면 부숴서 약용으로 쓰며 밀폐해 보존하고 불을 피한다. 옻나무의 주요 성분인 우르시올(Urushiol)이 유발하는 T세포 매개성 면역반응은 알레르기를 일으켜 옻나무 추출물의 임상적 응용에 많은 제약을 줄 수 있다. 건칠정은 이 약재에서 한 번 더 알레르기 유도 성분을 제거하고 항암효능이 높도록 제조한 천연물 유래 약재다. 건칠의 대표적인 항암 플라보노이드는 푸스틴(Fustin), 피세틴(Fisetin), 설퍼레틴(Sulfuretin)이다.

푸스틴	피세틴	설퍼레틴

건칠정은 난소암 세포에 대해 특별한 효과를 갖는 것이 밝혀졌다. NF-κB 전사 인자는 암의 세포 생존을 촉진시키는 중심 역할로 잘 알려져 있다. NF-κB는 종양괴사인자(TNF)-α에 길항하며, c-Jun-N-terminal Kinase(JNK)의 감쇠를 포함하는 과정을 통해 세포사멸을 유도한다. 건칠의 NF-κB 억제는 카스파제의 연속적인 활성화를 통해 SKOV-3 난소암세포에서 세포사멸을 유도한다. 사이토카인 TNF-α는 TNF 수용체에 결합하고, IκB는 NF-κB로부터 해리된다. 결과적으로, 활성 NF-κB가 핵으로 전사해 JNK 인산화의 상향 조절을 일으킨다. 이는 Bax의 활성화 증가 및 카스파제-3의 상향 조절을 통해 세포

사멸을 유도한다. 이러한 결과는 건칠정이 NF-κB를 억제하는 성분을 함유한다는 것을 나타낸다[436].

인간 폐암 세포주에 대한 성장 억제와 세포사멸을 유도하는 건칠정의 효과 또한 입증됐다. 24시간 동안 건칠정으로 처리한 결과 정상 인간 피부 섬유아세포에 세포독성이 없는 0.5mg/mL 농도에서 A549 세포의 증식이 강력하게 억제됐다. 또한, 건칠 추출물 처리는 A549 세포의 생존 및 유도된 세포사멸을 크게 감소시켰다. 이는 Bcl-2 및 Mcl-1 단백질의 하향 조절, 카스파제-9, -3 단백질의 활성화, 세포질 시토크롬 c 수준의 증가, Bax 단백질의 상향 조절, 인산화된 p53 단백질이 증가, 인산화된 S6 단백질이 감소 등에 의해 발생한다[437].

42명의 진행성 또는 전이성 췌장암 환자에 대한 옻나무 추출물의 임상연구에서 중앙생존값은 7.87개월(95% 신뢰구간, 5.14~10.59)이었고 1년 생존율은 26.2%였다. 이는 단변량 분석과 다변량 분석에서는 수행상태와 건칠 치료가 전체 생존율에 유의한 영향을 미쳤다[438]. 36명의 전이성 결장직장암 환자에 있어서 중앙생존값은 10.9개월(95% 신뢰구간, 5.6~16.1)이었고 1년 생존율은 44.4%였다. Cox 비례 위험 모델(Cox proportional hazards model)을 이용한 분석에서는 수행상태와 이전 화학요법 처방 횟수가 전체 생존율에 유의한 영향을 미쳤다. 치료에

436. Kang SH. Am J Chin Med. 2016.

437. Jang IS. Oncol Rep. 2016.

438. Lee S. Oncology. 2011.

대한 부작용은 대부분 완만하고 수용 가능했다[439]. 전이성 비소세포성 폐선암 환자가 게피티닙(Gefitinib)과 건칠을 포함한 한의치료를 병용함으로써 종괴의 축소, 흉수의 감소 등을 개선시킨 증례 또한 보고된 바 있다[440].

렉틴, 프로폴리스 성분의 노봉상기정

상기생 추출물의 성분은 복합적으로 구성돼있으며 일부 그 작용이 알려진 중요 성분은 크게 미슬토 렉틴(Mistletoe Lectin)과 비스코톡신(Viscotoxin)이며 이들은 각기 다른 생물학적 기능을 갖고 있는 것으로 알려져 있다[441]. 미슬토 렉틴은 미슬토 추출물의 주작용 성분으로 세포독성과 면역조절 기능을 갖는다. 미슬토 렉틴은 세포독성 작용을 하는 A 체인(chain) 과탄수화물과 결합하는 B 체인으로 구성돼있으며 이들의 상호작용에 의해 세포사를 유도한다[442]. 상기생 추출

---

439. Lee SH. Integr Cancer Ther. 2009.

440. Lee KW. J Pharmacopuncture. 2016.

441. Bussing A. Anticancer Drugs. 1997.

442. Franz H. Oncology. 1986.

물은 피부발진 및 염증상태에 관여하는 MCP-1, RANTES, 히스타민 (Histamine) 등의 사이토카인 분비를 억제하며 면역조절에 선택적으로 관여하는 것으로 나타났다. 발효상기생의 락토바실러스균 성분은 이미 많은 논문에서 피부 장벽 회복과 안전성에 대한 효능이 입증되고 있다. 또한, Th1 사이토카인 IL-12 분비를 유도해 면역글로블린 E의 생산 억제를 해 알레르기성 피부질환에 대한 치료 및 예방에 쓰일 수 있다[443][444].

상기생에서 추출한 추출물의 피부발진 완화 효과를 확인하기 위해 Raw 264.7 면역세포를 이용한 실험을 한 결과 상기생 추출물은 피부발진 상태에 대해 항염 효과가 있으면서 MCP-1, RANTES, 히스타민(Histamine)과 같은 사이토카인의 분비를 농도 의존적으로 억제했다. 따라서 상피세포 성장인자 수용체 타이로신 인산화효소 억제제 (EGFR-TKI) 부작용으로 나타나는 피부발진을 완화시키는 것에 활용될 수 있을 것으로 보인다[445].

최근 노봉방의 추출물인 프로폴리스(Propolis)가 강한 항산화 활성을 가지며 항균, 항염증, 항종양 등의 다양한 약효를 나타낸다고 밝혀졌으며, 피부세포인 HaCaT 세포고사를 억제하는 데 관여하는 것도 연구를 통해 밝혀졌다. 프로폴리스를 포함한 주요성분들이 과산화 지질의 함량변화를 감소시키고, 과산화물 제거효소(SOD) 및 카탈라제(Catalase)

443. 김기숙. 한국미용학회지. 2017.

444. 강석성. University of New South Wales. 2013.

445. 최유나. 대전대학교 한의과대학원 석사논문. 2017.

활성도를 증가시켜 항산화 및 소염진통 작용을 나타낸다는 점은 이미 많은 연구에서 밝혀졌다[446][447].

발효상기생(락토바실러스균)과 프로폴리스(노봉방) 2가지 약재로 구성 돼있는 노봉상기정은 과민성 장 증후군(설사, 변비), 기능성 위장질환, 복창 등의 증상에 효과가 있다.

노봉상기정을 투여해 올무티닙(Olmutinib)으로 인한 피부염이 호전된 4기 비소세포성 폐암 환자에 대한 보고가 있다. 피부의 염증반응을 호전시키기 위한 목적으로 노봉상기정을 투여했다. 입원한 이후로 자각적인 열감을 동반한 통증뿐 아니라, 심하게 붉은 피부와 반점들이 확인돼 본원 처방인 노봉상기정을 투여했고, 그 이외에도 1일 1회의 침 치료를 환부에 직접 실시했다. 피부발진 증상은 치료 5일째 이후 조금씩 가라앉기 시작했다. 입원 9일째에 환자가 주관적으로 호소하는 피부발진(Skin Rash)의 수치평가척도(Numeric Rating Scale) 수치가 2에서 3으로 증가한 바 있지만, 일시적인 현상으로 입원 11일째에는 눈에 보이는 붉은 반점이나 피부발진이 모두 사라졌다. 가려움 증상은 입원 치료 5일째부터 호전됐고, 피부의 열감과 통증 또한 입원 치료 9일째 이후 많이 호전돼 객관적 평가수치(NCI-CTCAE) 2에서 1로 감소됐다[448].

446. 장재식. 동의생리병리학회지. 2007.

447. 송정방. 경락경혈학회지. 2009.

448. 최유나. 대한암한의학회지. 2017.

폴리아세틸렌 성분의 자율신경 면역약침

자율신경 면역약침은 산양산삼 약침을 자율신경이 자리하는 척추 주위에 있는 경혈(화타협척혈)에 주입함으로써 자율신경 기능활성 및 균형조절을 통해 체내 면역을 높여주는 치료법이다. 한의학에서 평형음양(平衡陰陽), 부정거사(扶正祛邪), 조화오장(調和五臟), 통강육부(通降六腑), 행기활혈(行氣活血), 소통경락(疏通經絡) 효능이 있는 것으로 알려져 있는 화타협척혈(척추 양측 1cm 옆에 위치)에 산양산삼 약침을 주입해 경혈을 자극하는 방법으로 암 환자 면역력 상승, 암성 피로, 암 환자 식욕부진 개선, 암성통증 개선, 항암제 부작용 감소, 신경계 보호 등의 효능을 가진다.

LC-MS와 Q-TOF 질량 분석기를 이용해 산양삼과 산양산삼을 연구한 결과 2종의 천연 플라보노이드와 2종의 폴리아세틸렌을 포함한 총 4종의 대사산물이 검출됐다. 캄페롤(Kaempferol)과 쿼르세틴(Quercetin)을 LC-MS 스펙트로메트리(Spectrometry) 방법을 사용해 분석했을 때 캄페롤과 쿼르세틴은 산양삼에서 각각 13 ± 11, 12 ± 0.3과 11.9 ± 0.3분의 유지 시간을 보였고, 산양산삼에서 11.3 ± 0.2와 11.2 ± 0.2분의 유지 시간을 보였다. 폴리아세틸렌인 파낙시돌의 양은 산양산삼 약침에서 산양삼 약침보다 55초에서 30배 이상 많이 검출됐다. 반면 파낙시놀은 53~55초에서 산양삼 약침에서 산양산삼 약침보다 더 높은 수준을 보였으나 그 차이는 그다지 많지 않았다[449].

파낙시돌	파낙시놀

인삼으로부터 추출된 폴리아세틸렌 화합물인 파낙시돌은 암세포에 대해 항증식 효과를 나타낸다. 파낙시돌은 HepG2 세포의 증식을 억제하고 더 많은 성숙 형태의 간세포와 유사한 HepG2 세포에서 형태학적 및 미세한 구조적 변화를 일으킨다는 것을 발견했다.

또한, 파낙시돌은 HepG2 간암세포에 있어서 G1에서 S로의 전이에서 세포주기 정지를 유도했다. 또한 알파파테프로테인의 분비 및 감마글루타밀 트랜스퍼라제의 활성을 현저하게 감소시켰다. 대조적으로, 파낙시돌은 알부민과 알칼리성 인산가수분해효소(ALP) 활성의 분비를 현저하게 증가시켰다[450]. 파낙시돌의 항증식과 쥐 C6 glioma 세포에 전 세포사멸 효과를 조사하고 그 기전을 분석한 결과 파낙시돌은 40mM의 LD50 값으로 용량 의존적으로 C6 세포의 증식을 현저하게 억제했고, 웨스턴블롯 상 C6 세포에서 bcl-2의 발현 감소와 Bax와 카스파제-3의 증가를 보였다[451].

449. Shin IS. J Pharmacopuncture. 2016.

450. Guo L. Chem Biol interact. 2009.

451. Hai J. Cell Biol Int. 2007.

산양산삼 약침과 파낙시돌의 항 피로 효능을 확인하기 위해 강제 수영으로 피로를 유도하고 수컷 스프라그-다우리(Sprague-Dawley) 쥐에서 수영 시간을 분석했다. 동물들에게 매일 5일간 강제 수영시험을 시작하기 10분 전에 산양산삼과 파낙시돌을 복강 내 투여했다. 5일간의 강제 수영을 진행한 결과 산양산삼 약침(0.6mL/kg) 처리군과 파낙시돌(0.1, 0.25mg/kg) 처리군의 강제 수영 시간은 4일과 5일에 대조군보다 통계적으로 유의하게 길었다. 또한 파낙시돌 투여군에서는 혈청 락트산탈수소효소(LDH) 농도의 유의한 감소가 관찰됐다[452].

암 관련 피로(Cancer-Related Fatigue)는 미국 국가종합 암 네트워크(NCCN)에서 "암 관련 또는 암 치료와 관련된 일상생활에 지속적이고 주관적인 피로감을 느끼는 느낌"으로 정의되고 있다[453]. 보고에 따르면 피로와 식욕부진은 암 환자를 괴롭히는 가장 대표적인 두 가지 증상이다. 이는 암 환자의 삶의 질에 중요한 영향을 미치며, 심지어 사후 관리 과정에서조차도 나쁜 예후로 이어진다[454]. 5-하이드록시트립타민(5-Hydroxytryptamine) 신경 전달 물질 조절 장애, 미주 신경 구심성 활성화, 근육과 아데노신 3 인산 대사의 변화, 시상 하부 뇌하수체-부신 축의 기능 장애, 24시간 주기 리듬 장애, 사이토카인 조절 장애 등 다양한 기전이 암 관련 피로와 관련된다[455].

452. 신일수. 대전대학교 한의과대학원 석사논문. 2018.

453. Mock V. Oncology. 2000.

454. Lee HR. J Korean Hosp Palliat Care. 2013.

455. Ryan JL. Oncologist. 2007.

자율신경계는 시상 하부, 척수 및 뇌간에 의해 활성화되는데 이 시스템은 인체의 많은 활성을 조절한다. 자율신경 면역약침은 파낙시돌이 주된 성분인 산양산삼 약침을 화타협척혈(EX B2)에 주입하는 치료다. 해부학적으로 자율신경 분지의 부분과 유사한 경혈점에 산양산삼 약침을 직접 주입하면 신체의 자율 기능의 균형과 활성화를 향상시키는 것으로 예상한다. 자율신경계에서, 신경 섬유는 척추의 각 측면에서 각각의 신경절로부터 유래하고 각 내부 기관을 자극한다. 노르에피네프린(Norepinephrine)이나 아세틸콜린(Acetylcholine)은 신경절을 통해 분비되며, 이 호르몬은 각 장기에 작용해 부교감신경과 교감신경에 미치는 영향을 매개한다[456].

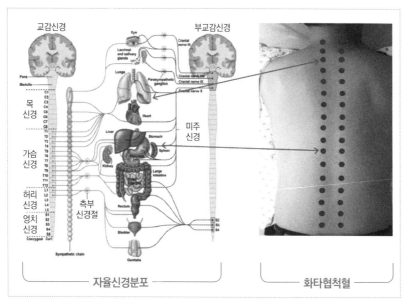

자율신경 면역약침

456. Lee JH. J Korea Inst Orient Med Diagn. 2011.

진행성 암을 앓고 있는 환자는 경구로 한약을 섭취하기 어렵다. 따라서 화타협척혈에 산양산삼 약침을 투입하는 자율신경 면역약침 치료는 이러한 환자들에게 도움을 줄 수 있다. 한 연구에서 평가도구를 개정 파이퍼 피로 스케일(Revised Piper Fatigue Scale) 한국어 버전이 사용됐으며 RPFS-K 점수는 치료 중 감소하는 경향을 보였고 혈액학적 변화를 포함한 검사 결과에서 본 치료가 안전하다는 것이 확인됐다[457]. 자율신경 면역약침은 암성 통증에 대해 도움이 된다는 임상연구도 발표된 바 있다. 화타협척혈의 T1-L5의 극돌기 부분은 전통적으로 내부 장기의 기능을 조절하는 데 사용돼졌으며, 주로 아세틸콜린, 세로토닌, 아드레날린, 도파민, 감마-아미노부티르산(Gamma-Aminobutyric Acid) 및 엔돌핀과 같은 신경 전달 물질의 분비 및 합성을 통해 진통 효과를 유발하는 것으로 보고됐다[458]. 진행성 병변의 암성통증환자에게 시각 아날로그 척도(VAS)로 암 통증의 정도를 평가했다. 자율신경 면역약침을 사용한 경우 진통제의 복용량과 빈도 또한 치료 기간 동안 점차적으로 감소했으며 특별한 부작용은 발견되지 않았다[459].

457. Park JH. J Acupunct Meridian Stud. 2015.

458. Heo TY. Zhongguoyiyaokejichubanshe. 2007.

459. Kang HJ. J Pharmacopuncture. 2014.

한국형 통합암치료

이상에서 우리는 국내에서 사용되고 있는 대표적인 한국형 통합암치료법에 대해 알아봤다. 이러한 치료법들은 암의 다양한 특징에 대한 광범위 스펙트럼의 다약제, 다표적 접근을 통해 종양 미세환경을 개선시키는 등 현대의학의 한계를 보완해줘 궁극적으로 항암제 내성 극복, 전이재발 억제 및 생존율 향상 효과를 기대할 수 있다.

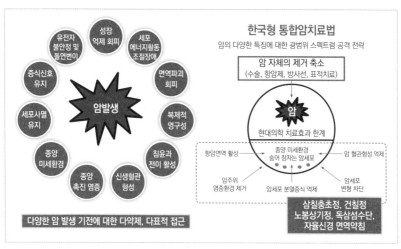

한국형 통합암치료법

또한 암 환자의 증상관리 및 삶의 질 개선은 매우 중요한 치료법이다. 이미 많은 연구결과들에서 조기 완화치료 및 삶의 질 개선이 암 환자의 생존율을 높인다는 사실을 입증하고 있다. 한국형 통합암치료에서 제시하는 치료법은 다음과 같다. 즉 1단계는 암 진단 시 수술, 항암제, 방사선 치료 등 표준치료를 진행함에 있어서 그 부작용을 감소시켜

주고, 면역력을 유지시켜 주며, 표준치료와의 병용을 통한 시너지 효과를 내는 것이다. 다음으로 2단계는 추적관찰 시기에 종양 미세환경 관리를 통해 공고치료(Consolidation)에 의한 전이재발을 억제하는 것이다. 3단계로 암이 전이, 재발한 경우라면 표준치료와 함께 통합 집중치료와 증상완화를 통해 최종적으로 삶의 질을 개선시키고 생존기간을 연장시키는 것이다.

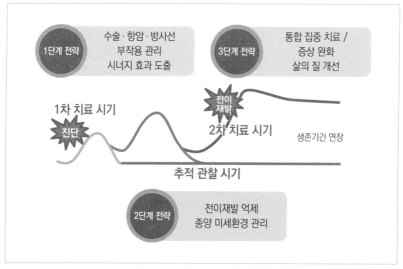

한국형 통합암치료 전략

다음은 수술, 항암, 방사선 치료 시 주로 발생하는 증상에 대해 주로 국내에서 보험이 적용되는 대표적인 통합암치료법들을 요약했다.

대분류	소분류	통합암치료1 (침구치료)	통합암치료2 (보험제제 위주 치료)
암 수술 통합암치료	수술 후 장마비	침, 뜸, 약침	대화중음
	수술 후 회복촉진	침, 뜸, 약침	보중익기탕, 팔물탕
항암화학요법 통합암치료	근육통증, 저림	침, 뜸, 약침	오적산
	암성 피로	침, 뜸, 약침	보중익기탕, 생맥산
	식욕부진·악액질	침, 뜸, 약침	향사평위산, 육군자탕, 삼출건비탕
	구내염	침, 뜸, 약침	회춘양격산, 청위산, 황련해독탕
	설사, 변비	침, 뜸, 약침	이중탕, 황금작약탕, 불환금정기산, 조위승기탕
	상열감	침, 뜸, 약침	자음강화탕, 시호소간산
	오심구토	침, 뜸, 약침	반하사심탕, 이진탕
	골수기능저하	침, 뜸, 약침	사물탕, 소시호탕
	말초신경병증	침, 뜸, 약침	계지출부탕, 우차신기환
	암성통증	침, 뜸, 약침	오적산, 작약감초탕
	인후통, 구강건조	침, 뜸, 약침	연교패독산, 은교산
	불면, 수면장애	침, 뜸, 약침	천심환, 산조인산, 온담탕
방사선치료 통합암치료	구강건조	침, 뜸, 약침	생맥산
	구내염	침, 뜸, 약침	회춘양격산, 청위산, 황련해독탕
	방사선 피부염	침, 뜸, 약침	자운고
	방사선 폐렴	침, 뜸, 약침	맥문동탕, 행소산
	소화기장애, 피로	침, 뜸, 약침	평위산, 보중익기탕
	설사	침, 뜸, 약침	위령탕, 이중탕

이상에서 제시된 한국형 통합암치료 기술을 통해 암으로 고통받는 많은 환자분들이 '환자 중심의 전인적 치료'를 적극적으로 받으면서 질병을 극복하고 암 생존자(Cancer Survivor)로써 제2의 인생을 맘껏 누리시길 기원한다.

맺음말

진료실에서 암환자들을 마주하다 보면 많은 분들이 보완적, 대체적 암 치료법을 물어보곤 하신다. 어떤 치료방법이 암에 좋다고 소문이 나면 너도나도 무분별하게 접근하는 모습을 종종 봐왔다. 이럴 때마다 필자는 환자분들이 시행하고 있는 것이 무엇인지 물어보고 난 후 그것이 가지고 있는 이익과 위험을 알려드려 올바른 선택을 할 수 있도록 미력이나마 도움을 드리고 있다. 확인되지 않은 특정 치료방법에 대한 암환자들의 맹목적인 믿음을 탓할 수는 없다. 오히려 지푸라기라도 잡고 싶은 심정을 헤아리지 못하고 통합암치료를 배척하는 국내 의료시스템의 현실이 더 문제인 듯하다. 안전성과 유효성이 확보되지 못한 보완적, 대체적 암 치료법들은 환자분들이 제때 적절한 치료를 받을 기회를 박탈해 돌이킬 수 없는 상황을 초래하기도 한다. 예를 들면 수술 가능한 유방암 환자가 보완대체적 치료법에만 매달리다가 악화돼 전신 전이가 발생하거나, 표적치료가 가능한 폐암환자가 표준치료를 거부하고 대체요법에 매달리다 급속히 안 좋아지는 경우 등이다.

그런 의미에서 "통합종양학"이 학술적 근거를 바탕으로 한 학문으로 정립되고 또 그 치료법들이 점차 과학적으로 검증되고 있는 현상은 참으로 고무적이다. 필자가 20여년 전 처음 암환자를 진료할 때만 해도 과학적 연구가 충분히 이뤄졌다고는 할 수 없었는데 지난 시간 동안 통합 암치료 분야가 세계적인 추세가 돼 확산되는 모습을 보고 있노라면 나름 감회가 새롭다. 이 분야를 전공으로 하려는 의료인들에게 어느 정도 방향을 제시했고, 또 환자분들에게도 조금이나마 도움을 드린 것 같아서다.

통합암치료의 핵심을 이루고 있는 전통의학의 가치는 과학적인 연구를 거쳐야만 현대를 살아가는 환자들에게 더 잘 전달될 수 있다. 암이라는 질병은 참으로 복잡하고 까다로워 아직 어느 누구에게도 완전히 정복되지 않았다. 따라서 다학제적, 초융합적 접근을 바탕으로 하는 통합적인 치료법을 통해 암질환 정복에 한 걸음 더 나아갈 수 있으며, 이를 위해서는 전통의학과 현대의학 어느 한쪽만 고집해서는 안 된다는 신념에는 변함이 없다. 환자에게 도움이 될 수 있는 방법이라면 어떤 식으로든 검증되고 연구돼야만 한다.

최근 들어 통합암치료를 시도하고 계시는 많은 분들과 함께 일을 할 때면 이 분야가 좀 더 발전됐으면 하는 생각이 든다. 시대의 분위기를 좀 더 잘 알고 더 나은 연구 환경을 가지고 계시는 이 시대의 의료인 및 의과학자분들이 불모지에서 시작한 필자보다는 좀 더 잘하시리라 믿고 또 그래 주시길 바라는 마음에서다. 그래야만 "암이라는 질병으로 고통받는 환자들을 위한 삶"이라는 필자의 인생 소명이 좀 더 빨리 실현될 수 있을 것이라는 희망도 한몫한다. 나중에 좀 더 세월이 흘러 학술적 토론을 나누는 자리에서 누군가 필자에게 "너무 구태의연하신 거 아니에요?"라고 말해줄 수 있다면 더욱더 안심이 될 것이다.

  "환자중심적 통합암치료"가 이 땅에서 보편적으로 실현되기까지는 아직 갈 길이 멀다. 하지만 클라우디우스 황제가 갈리아인들에 대한 문호 개방을 위해 원로원에서 연설한 "우리가 오랜 전통으로 믿고 있는 일도 처음 이뤄졌을 때는 모두 새로운 것이었다"는 말처럼 서두르지 않고 묵묵히 나아가다 보면 언젠가 "선생님! 좋아졌어요" 하는 환자들의 한마디 말에 잔잔한 미소를 입가에 머금는 날이 반드시 올 것이라 믿는다.

부록

용어정리(7장, 8장)

처방구성약물(8장)

통합암치료 관련 칼럼

용어정리

7장

- **니트로사민** : 발암성을 가지는 화학적 화합물의 일종.

- **렉틴** : 세포, 탄수화물이나 단백질 등에 대한 생물학적 인식 작용에 관여하는 단백질.

- **류코트리엔** : 면역 반응에 관여하며 염증 매개 물질의 일종으로 기관지 천식의 병리에 관여함.

- **리소좀** : 세포 내 외계 이물질에 대한 소화에 중요한 역할을 하는 세포소기관.

- **리폭시게나제 억제제** : 염증성 류코트리엔인 아라키도네이트 5–리폭시게나제의 작용을 늦추거나 멈추는 화합물.

- **림포카인활성 살해세포** : 암세포를 살해하기 위해 자극된 백혈구로 항암효과를 가짐.

- **막전위** : 세포 내액과 외액 사이에 생기는 전위차.

- **미토마이신C** : 항암화학요법제제의 일종.

- **밀착연접** : 운송된 용질과 물의 세포 간 유출을 막아주는 다중단백질 연접 복합체.

- **상향조절** : 작용물질의 농도에 따라 세포막 상의 수용체 수가 증가하는 것.

- **세포호흡** : 유기체의 세포 내에서 생화학적 에너지를 ATP로 바꾸기 위한 대사

반응과 처리과정을 말함.

- **알칼로이드** : 자연적으로 존재하는 질소 화합물로 항암요법 약물로 쓰이기도 함.

- **오르니틴디카르복실라제** : DNA 구조 안정에 중요한 역할을 하는 폴리아민 합성에 관여해 세포 성장에 있어 필수적인 효소.

- **융모막상피종** : 트로포블라스트 기원의 악성 종양.

- **이소플라보노이드** : 여성호르몬인 에스트로겐과 유사해 에스트로겐 분비를 유도하는 식물성 물질로 주로 콩과에 많이 함유돼있음.

- **자동산화** : 촉매가 없는 상황에서 산소에 의해 상온에서 일어나는 산화반응.

- **자매염색분체교환** : 2개의 동일한 자매 염색체 간의 유전물질의 교환.

- **카테닌** : 학습과 기억에 중요한 역할을 하는 단백질.

- **카스파제-1,3,8,9** : 세포사멸을 시작하고 수행하는 데 필수적인 역할을 하는 단백질 분해 효소.

- **텔로머라제** : 진핵생물 염색체의 말단에 존재하는 반복적인 서열로 염색체의 말단의 유전자 손상을 막아주며 인접한 염색체들끼리 융합하는 것을 막아줌. 인간의 노화 및 암 발생과 연관됨.

- **트로포블라스트**(Trophoblast) : 배아세포의 바깥층을 형성하는 세포로 배아에게 영양을 공급하고 태반의 큰 부분으로 발전함.

- **티로신 키나아제** : 세포 단백질을 인산화해 세포 내 신호 전달 및 세포활동을 조절하도록 하는 역할을 하는 효소.

- **폴리페놀** : 자연물로 또는 반합성·합성 물질로 존재하며 신체의 활성산소에 대한 항산화물질의 일종.

- **프로스타글란딘-E2** : 출산, 조골세포 촉진, 발열의 유발, 혈관 확장, 평활근 이완 및 T세포 수용체 신호를 억제해 염증반응을 완화시키는 작용을 함.

- **하향조절** : 작용물질의 농도와 반대로 세포막 상의 수용체 수가 감소하는 것.

- **혈관내피성장인자**(VEGF) : 혈관의 내피세포에 선택적으로 작용해 종양의 전이를 촉진하는 인자.

- **AIF** : 세포에서 크로마틴 응집과 유전자 파쇄를 유발해 세포사멸을 일으키는 단백질.

- **Bak** : Bcl-2 단백질에 속하며 미토콘드리아에 집중시켜 세포사를 촉진하는 단백질.

- **Bax** : 세포사를 촉진시키는 단백질.

- **Bcl-2** : 광범위한 세포사 관련 신호를 받으며 세포사를 조절하는 단백질.

- **Bcl-xL** : 세포사를 억제하는 단백질.

- **bFGF** : 폐, 유방, 혈액암 등에서 체세포 변이와 후성적 변이와 연관된 것으로 알려진 인자.

- **CD31,40,54,80,86** : 세포의 면역표현형에 관여하는 역할을 담당함.

- **CDC25C** : 세포 분화의 조절에 중요한 역할을 하는 효소.

- **CDK 단백질** : Cyclin과 복합체를 형성하여 세포주기를 조절하며 전사, mRNA 프로세싱과 신경 세포의 분화과정에 관여하는 단백질.

- **CDK1** : G2기에서 Cyclin A와 M기에서 Cyclin B와 복합체를 형성해 세포주기를 조절하는 단백질.

- **CDK4, CDK6** : G1기에서 cyclin D, E와 복합체를 형성해 세포주기를 조절하는 단백질.

- **C-myc** : 세포 증식, 전사 및 사멸에 필요한 원암 유전자.

- **COX-2** : 염증, 통증, 발열을 유발하는 프로스타글란딘을 만드는 효소.

- **Cyclin-B1** : CDK1과 복합체를 형성하며, 세포의 유사분열을 결정하는 스위치

와 같은 역할을 담당하는 단백질.

- **Cyclin-D1,2,3** : 성장인자에 의해 Ras/Raf/ERK로부터 생산이 유도되며 CDK 단백질과 복합체를 형성하여 세포주기를 조절하는 단백질.

- **Cyclin-E** : CDK2와 함께 G1기 및 G1-S기 전환과정에 중요한 역할을 담당하는 단백질.

- **DR3** : 종양괴사인자 수용체의 세포표면 수용체로 세포사멸과 분화의 신호체계를 중재함.

- **EGFR** : 특정 단백 리간드에 대한 세포 표면 수용체로 변이에 의한 과다발현은 암 발생과 관련된다고 알려져 있음.

- **ERK1,2** : 세포주기와 연관되는 많은 전사 요소들을 활성화시키는 활성효소.

- **Fas** : 세포사를 촉진시키는 신호 또는 그 수용체.

- **FasL** : 세포사를 촉진시키는 단백질.

- **GI50** : 암세포의 증식 50% 억제를 유발하는 약물농도.

- **GSK-3β** : 에너지 대사, 신경세포 발달에 관여하는 효소.

- **GSH-Px**(GPx) : 유기체를 산화손상으로부터 보호하는 역할을 하는 효소.

- **카탈라아제** : 세포가 반응산소종(ROS)으로부터 받는 산화 손상을 보호하는 아주 중요한 효소.

- **HER2/neu 또는 HER2** : 특정 공격적인 타입의 유방암의 발달과 진행에 중요한 역할을 하는 표피 성장인자 수용체의 일종.

- **HSP27** : 스트레스 상황에서 세포 생존을 돕고 열에 대한 내성을 제공하며 세포사멸 신호체계에도 관여하는 단백질.

- **hTERT** : 텔로머라제는 DNA 가닥 말단에 TTAGGG를 반복적으로 첨가해 텔로미어를 길어지게 하며 암세포 형성과 연관되는데 이러한 과정을 억제하는 효소.

- **HUVEC** : 인간 배꼽 정맥 내피세포.

- **IC50** : 특정 생물학적 및 생화학적 기능을 50% 억제하는 약물의 용량.

- **IFN-ɤ** : 대식세포를 활성화하고 2형 주요 조직 적합 유전자복합체(MHC)의 발현을 유도하는 중요한 역할을 담당하는 사이토카인.

- **IL-2** : T세포의 분화와 성장을 자극하는 사이토카인.

- **IL-4** : 활성화된 B세포의 증식과 분화를 촉진하며 T세포의 증식에 관여하는 사이토카인.

- **IL-6** : 활성화된 B세포의 분화를 촉진하며 원형질세포에서 항체를 분비하는 사이토카인.

- **IL-10** : B세포를 활성화하고 대식 세포의 사이토카인 생성을 유도하는 역할을 담당하는 사이토카인.

- **JNK 경로** : 암 발생과 관련돼 c-Jun 유전자의 전사를 활성화하는 경로.

- **Ki-67항원** : 세포 증식과 연관되며 rRNA 전사와 연관되는 핵 단백질.

- **LTE4** : 호산구, 비만 세포, 조직 대식세포 등으로부터 생성되며 염증반응에 관여하는 류코트리엔의 일종.

- **MHC class-II** : 주로 세포외 항원에 대해 CD4+ T세포에 항원제시하는 역할을 함.

- **MMP-2,3,9** : 세포의 기질을 분해하는 금속단백질분해효소의 총칭으로 암의 전이 등에 관여함.

- **NF-κB** : DNA의 전사를 조절하는 복합단백체로 면역 및 암과 관련됨.

- **N-메틸-N-니트로소우레아** : 매우 강력한 발암원의 일종.

- **p21**($P21^{Cip1}$, $P21^{Waf1}$) : CDK억제제의 일종으로 p53에 의해 발현 유도돼 DNA 손상 시의 세포주기의 정지($G1$정지) 기구의 역할을 함.

- **p27**($p27^{KIP1}$) : CDK와 결합해 세포주기의 정지($G1$정지) 기구의 역할을 함.

- **p38**(p38^{MAPK}) : Ras에 의해 유발되어 NF-κB의 활성도를 조절하는 기구의 역할을 함.

- **p53** : 세포의 이상증식을 억제하고 암세포가 사멸되도록 유도하는 역할을 담당하는 단백질.

- **PARP** : 유전자 복구, 게놈 안정성과 세포사멸 등에 관여하는 단백질.

- **PI3K/AKT/mTOR** : 전사, 단백질 합성, 증식을 촉진시키며, 난소암 및 유방에서 중요한 역할을 하는 신호 경로.

- **Rh2, Rb1, Rg1** : 인삼에 함유돼있는 진세노사이드 성분.

- **Src** : 세포의 시토졸, 핵과 세포막단백질과 상호작용을 하는 효소의 일종.

- **STAT3** : 초기 면역반응을 유도하는 전사인자이며 조직의 분화와 성장을 촉진함.

- **SOD** : 과산화 자유기의 불균화반응에 촉매작용을 하는 효소로 과산화 자유기로 인한 세포 손상을 방지하는 역할을 함.

- **TGF-β** : 많은 면역 세포들의 활성, 증식과 분화 등에 관여하는 신호전달을 활성화하는 다기능적 사이토카인.

- **TIMP-1,2** : 금속단백질분해효소(MMP)를 억제하는 역할을 담당함.

- **TNF-α,β** : 면역 세포를 조절하며, 발열, 세포사멸, 악액질 및 염증을 유발하여 암의 생성을 억제하는 사이토카인.

- **감마 글루타밀 트랜스퍼라제** : 급성 심근경색의 예후 예측인자이며 알코올성 간질환과 높은 관련성이 있음.

- **공고치료**(Consolidation) : 관해치료 후 재발을 방지하기 위해 진행하는 치료.

- **노르에피네프린** : 교감신경계에서 신경전달물질로 작용하기도 하며 호르몬으로도 작용하는 물질로서 교감신경계를 자극하는 역할을 함.

- **릭터**(Rictor) : 세포과정과 관련된 주요 신호전달 경로 중 하나로, 핵에서 cell membrane receptor tyrosine kinases를 활성화시켜 세포증식, 분화, 세포자멸을 유도하는 역할을 함.

- **마이크로어레이** : 슬라이드글라스에 서로 다른 DNA를 고밀도로 집적시켜 유전자들의 상호 작용 기전을 밝히는 연구방법.

- **매트리젤** : 세포로부터 나오는 단백질 복합체.

- **사이토카인** : 신체의 방어체계를 제어하고 자극하는 신호물질로 사용되는 당단백질이며, 펩타이드 중 하나. 면역체계의 중심 역할을 함.

- **시토크롬 c** : 헴c를 함유하는 시토크롬을 총칭하며 미토콘드리아에 주로 존재하고 전자전달에 작용함.

- **알부민** : 동식물의 세포질과 조직에 존재하는 수용성 단백질로 삼투압 조절에 중요한 역할을 함.

- **알파페토프로테인** : 간조직에 특이적인 단백질.

- **웨스턴블롯** : 단백질을 폴리아크릴아미드 젤에서 전기영동을 이용하여 분리하고, 니트로셀룰로오스 필터에 옮긴 후 찾고자 하는 단백질의 항체와 결합시킨 후 이 항체와 반응하는 2차 항체를 이용하여 단백질을 분석하는 방법.

- **유로키나제** : 신장을 통해 배출되는 소변액 중에서 추출되는 혈전용해효소.

- **유전자 온톨로지** : 유전자 기능 연구를 위해 개별 유전자에 대해 유전자가 관련된 세포 기작, 유전자가 가지는 분자 기능 및 유전자의 세포 내외 위치를 주석으로 달아 놓은 구조화된 모델.

- **인테그린 α5β1** : 피브로넥틴 수용체로서 피브로넥틴에 결합하는 세포 표면의 당단백질 인테그린족의 일종.

- **캄페롤, 쿼르세틴** : 세포 산화 스트레스를 감소시키는 플라보노이드의 일종.

- **코디세핀** : 동충하초의 성장 도중에 생성되는 천연 항생물질 및 면역증강물질.

- **트릴리놀레인** : 활성산소 생산 억제 기능을 하는 유기 화합물.

- **파낙시돌** : 인삼에 함유된 유효성분, 폴리아세틸렌의 일종.

- **하향조절** : 호르몬, 신경전달물질 등의 작용물질의 농도에 따라 세포막 상의 수용체수가 감소하는 것.

- **히스타민** : 알레르기 반응이나 염증에 관여하는 화학물질로 면역계 세포에서 항원항체 반응으로 유리됨.

- **α-보스웰릭산, β-보스웰릭산** : 염증효소의 활성을 저해시켜 신체 내 염증반응 물질 및 염증 유발물질인 TNF-α, IL-6 등의 사이토카인 생성을 억제하는 역할을 하는 기능 물질.

- **Bid 단백** : 활성화된 caspase-8 protease에 의해 절단된 후 미토콘드리아로 이동하여 세포자멸사를 촉진하는 역할을 하는 단백질.

- **C6 glioma 세포** : 신경교세포주의 일종.

- **c-FLIPL** : 항 세포자멸 역할을 하는 단백질.

- **Compound K** : 사포닌의 최종 대사물질이자 생리활성물질.

- **FACS 분석** : 형광이용세포분류기를 이용하여 세포를 분리하여 분석하는 방법.

- **FAK** : 세포와 기질간의 접착에 따른 신호전달에 중요한 역할을 담당하는 인산화 효소로 암세포 또는 줄기세포의 기질 접착성과 세포 이동성 조절에 중요한 역할을 함.

- **H1975** : EGFR 이중 돌연변이 폐암세포.

- **HaCaT** : 피부각질세포에서 유래한 세포주.

- **HepG2** : 간암세포주.

- **HPLC** : 액체 크로마토그래피.

- **IPA**(Ingenuity Pathway Analysis) : 분자 메커니즘 분석 방법.

- **IκB** : NF-κB의 활성을 저해하는 단백질 중의 하나.

- **LC-MS** : 액체 크로마토그래피를 이용한 단백질 분석법.

- **Mcl-1** : MCL1 유전자에 의해 암호화된 단백질로 세포자멸사를 억제하는 역할을 함.

- **MCP-1** : 항원 존재 여부와 상관없이 비만세포를 활성화시키며 원시의 Th0 세포가 Th2 세포로 분화되도록 유도하는 역할을 함.

- **mTOR** : 암세포 성장의 핵심적인 매개체 단백질.

- **MTT assay** : MTT 시약을 이용한 세포독성 및 세포생존율 측정기법.

- **p16** : 9번 염색체 단완 21영역에 위치하는 유전자로 CDK4 및 CDK6와 결합해 세포주기의 정지(G1정지)기구의 역할을 함.

- **p-Akt** : 인슐린 분비를 유도하는 물질인 Akt의 인산화된 단백.

- **pERK1/2** : 신경전달효소 ERK1/2의 인산화로 활성화된 단백. 핵으로 전위할 수 있으며 이를 통해 Elk-1 단백이 인산화되고 SRE를 통해 immediate early gene의 전사를 조절하게 하는 역할을 함.

- **Q-TOF** : 목적성분과 미지성분의 정확한 동정을 목적으로 한 사중극자–비행 시간 텐덤 질량분석기.

- **RANTES** : 호산구를 유주시키는 케모카인의 일종.

- **RT-PCR** : 역전사 효소를 이용해서 RNA를 직접 증폭시키는 방법.

- **S6 단백질** : 세포발달 기능을 가진 리보솜 단백질.

- **STAT3** : JAK에 의해 인산화되어 핵에 이행하여 유전자의 발현을 조절하는 전사인자.

- **5-하이드록시트립타민** : 세로토닌. 위액분비를 억제하고, 평활근을 자극하며 중추성 신경전달물질로서의 역할을 하고, 또한 멜라토닌의 전구체.

처방구성약물

- **계지출부탕** : 계지, 백작약, 백출, 대조, 생강, 감초, 부자

- **대화중음** : 산사, 맥아, 진피, 후박, 택사, 지실, 사인

- **맥문동탕** : 맥문동, 반하, 인삼, 감초, 갱미, 대조

- **반하사심탕** : 반하, 인삼, 황금, 감초, 건강, 황련, 생강, 대조

- **보중익기탕** : 황기, 인삼, 백출, 감초, 당귀, 진피, 시호, 승마

- **불환금정기산** : 창출, 감초, 곽향, 반하, 진피, 후박, 생강, 대조

- **사물탕** : 당귀, 백작약, 숙지황, 천궁

- **산조인산** : 산조인, 맥문동, 지모, 백복령, 천궁, 건강, 감초

- **삼출건비탕** : 인삼, 백출, 백복령, 진피, 후박, 산사, 지실, 백작약, 사인, 신곡, 맥아, 감초, 생강, 대조

- **생맥산** : 맥문동, 오미자, 인삼

- **소시호탕** : 시호, 황금, 인삼, 반하, 감초, 생강, 대조

- **시호소간산** : 시호, 진피, 백작약, 지각, 향부자, 천궁, 감초

- **연교패독산** : 강활, 독활, 시호, 전호, 길경, 천궁, 적복령, 금은화, 지각, 연교, 방풍, 형개, 박하, 감초

- **오적산** : 창출, 마황, 진피, 후박, 길경, 지각, 당귀, 건강, 백작약, 백복령, 천궁,

백지, 반하, 육계, 감초, 생강, 총백

- **온담탕** : 지실, 반하, 백복령, 진피, 죽여, 감초, 생강, 대조

- **우차신기환** : 숙지황, 산약, 산수유, 목단피, 백복령, 택사, 차전자, 우슬, 육계

- **위령탕** : 후박, 택사, 창출, 진피, 적복령, 저령, 백출, 백작약, 감초, 육계

- **육군자탕** : 백출, 반하, 백복령, 인삼, 진피, 감초, 생강, 대조

- **은교산** : 연교, 금은화, 우방자, 길경, 두시, 감초, 죽엽, 형개수

- **이중탕** : 인삼, 백출, 건강, 감초

- **이진탕** : 반하, 적복령, 진피, 감초, 생강

- **자운고** : 호마유, 백납, 자근, 당귀, 돈지

- **자음강화탕** : 백작약, 당귀, 숙지황, 맥문동, 백출, 생지황, 진피, 지모, 황백, 감초, 생강, 대조

- **작약감초탕** : 백작약, 감초

- **조위승기탕** : 대황, 망초, 감초

- **천심환** : 건지황, 황련, 석창포, 길경, 단삼, 당귀, 맥문동, 백복신, 백자인, 산조인, 오미자, 원지, 인삼, 천문동, 현삼

- **청위산** : 승마, 목단피, 당귀, 생지황, 황련

- **팔물탕** : 감초, 당귀, 백복령, 백작약, 백출, 숙지황, 인삼, 천궁

- **평위산** : 창출, 진피, 후박, 감초, 생강, 대조

- **향사평위산** : 창출, 진피, 향부자, 지실, 곽향, 후박, 사인, 목향, 감초, 생강

- **행소산** : 행인, 패모, 진피, 자소엽, 오미자, 상백피, 백출, 반하, 감초

- **황금작약탕** : 황금, 백작약, 감초

- **황련해독탕** : 치자, 황금, 황련, 황백

- **회춘양격산** : 연교, 감초, 지각, 길경, 당귀, 박하, 생지황, 적작약, 치자, 황금, 황련

통합의학과 암치료에 관한 제안

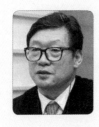

최낙원
대한통합암학회 이사장(신경외과 전문의, 한의사)

　최근 21세기에 들어서는 만성적이고 복합적인 질병들에 해당하는 즉 암, 심혈관계 질환, 신경변성 질환 등이 여전히 해결되지 않고 있는 난치 불치병의 영역을 점유하고 있다. 불행히도 현대의학은 이런 복합만성질환의 치료에도 여전히 급성 질환들에 대하여 대응, 해결해온 방법인 즉 한 종류의 약물에 의한 대증요법만으로 해결하려 한다.

　만성질환은 유전자 및 후생유전자를 변형시키는 수많은 요인들(식이, 생활습관, 스트레스, 환경오염, 감염, 장내세균불균형, 장 누출 증후군, 독성물질에 의한 중독, 살충제, 화학비료사용, 토양오염, 영양소의 결핍, 손상, 면역수준의 차이 등등)에 의해 다양한 형태로 발병되는 것을 알고 있다. 이러한 요인들을 해결하기 위해 환자 개개인에 따른 질병의 발생 기전을 고려한 맞춤형 치료 연구가 필요하다.

질병 원인 맞춤형 진료로 건강회복

21세기 의학을 정밀 의학, 유전자 의학, 면역 의학, 4차 의학 등 다양하게 기술하고 있지만 이렇듯 다양한 학제간의 협조가 상호 유익해지기 위해서는 반드시 확실한 증거 중심의 의학으로 발전시켜 나갈 필요성이 있다. 다양한 만성복합질병의 유발 원인들을 알아내어 우리의 정신과 육체의 다양하고 복잡한 개인차 등에 적절히 적용시키는 열쇠인 적확(的確)한 치료가 질병을 조기 발견하거나 예방하여 원래의 건강 상태로 되돌릴 수 있다.

이미 전신에 전이되어 수술이 불가능하거나 항암 방사선의 강한 독성 때문에 항암치료에 부적합한 경우도 있으며 극심한 통증, 영양결핍 및 기력저하, 예상치 못한 약물 부작용, 욕창 등에 의한 감염, 해독기능의 저하, 독성물질의 체내 잔류 및 악액질과 2차 감염 등으로 극심한 고통과 절망의 처지에 있는 환자도 많다.

환자를 머리끝부터 발끝까지 신체를 넘어서 정신과 마음 등을 살피고 암의 고통이나 스트레스로부터 벗어나게 하는 전인적 치료, 나아가서 환자 본인의 삶의 가치와 질을 제고하고 생존율을 높이는데 통합암 치료의 필요성과 당위성이 있다.

사실 스트레스 하나만으로도 엄청난 면역력 감퇴를 가져오게 되고 전신에 염증성 반응 등을 일으켜 암의 전이와 악화를 가져온다. 이에 심신의학 명상 기 치료 등의 적용이 절실하다. 아울러 항암 약성이 있는 식물성 항암 악성 물질을 이용하고, 스트레스를 제거하며 면역력을 높이는 아답토겐(Adaptogen) 등이 있다. 운동과 재활, 암 발병 미세 환경을 호전시킴으로써 암 성장을 막고 체력을 키울 수 있다. 극심한 통증도 침구 치료 등을 통하여 적절히 제어할 수 있다. 사실 항암약제중 상당수는 식물성 항암 생약제들로부터 합성되거나 발전되어 왔다.

그러나 한국의 현실은 현대의학과 전통의학의 극단적 대립, 불인정, 분열의 상태에 있어 동북아시아에서 전통의학이 훌륭하게 보존되어 있는 좋은 인프라를 갖추고 있음에도 불구하고 통합의학을 통한 혁신적 치료 패러다임을 주도하고 있지 못하고 있다.

미국은 국립보건원, 국립보완통합의학 연구소를 통해 보완통합의학을 국가 보건 향상 차원에서 권장하고 있고, 다양한 식물허브에 대한 데이터베이스화, 정확한 연구를 통해 각종 암에 있어 병기에 따른 치료 가이드를 만들어 적극적 적용을 권장하고 있다.

통합의학 연구개발 공적기구 필요

이제 의료인들 간의 반목과 질시 속에서 환자인 국민들만 고통받게 할 수는 없다. 더 이상 암의 공포로부터 절망적인 삶을 살지 않도록 하고, 모든 암 환자가 암 생존자가 되며 통증과 영양실조 없이 맑은 정신력으로 삶을 누리길 간절히 소망한다. 이에 암치료를 위한 통합의학을 발전시키기 위한 정부의 기획과 투자가 요구된다. 진정한 다학제 간의 협진이 이루어지도록 통합의학 치료의 의료보험 적용, 신 의료기술 인정, 학문 연구를 위한 재정지원, 국립보완통합의학 연구소 같은 국가기구 설립 등이 필요하다. 의료계 역시 상호반목 질시를 지양하고 환자만을 생각하는, 환자의 고통과 완쾌에 동참하는 자세로 나아가야 한다. 환자에게 더 많은 치료 선택권을 부여해야 한다. 이로써 환자 중심형 의학인 통합의학을 통하여 21세기 의학이 발전될 수 있다고 믿는다.

암환자를 위한 대학병원과
요양병원에서 통합의학의 현재

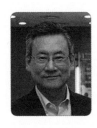

김진목
대한통합암학회 회장(신경외과 전문의)

나는 의사이면서 동시에 제대로 치유되지 않은 만성병을 가진 환자였다. 간염 보균자였고, 아토피와 건선 환자였다.

현대의학으로 잘 낫지 않아 수십 년간 고생해 왔던 만성병들을 니시의학이라는 자연의학을 통해 불과 몇 개월 만에 깨끗이 나았다. 20년간 간염 보균자로 살아온 나에게 간염 바이러스에 대한 항체가 생겼고 지병이던 건선과 아토피의 고통에서도 벗어날 수 있었다.

그 후로 필자는 날 찾아온 환자들에게도 현대의학과 함께 대체의학을 적용해 왔는데, 그것이 오늘날의 통합의학으로 변천되었다.

암 치료는 전통적인 수술, 항암화학치료, 방사선치료로 60% 정도에서 5년 생존율을 보이고 있으나, 현대의학으로도 어쩔 수 없는 40%의 환자들은 대체의학 쪽에 매달릴 수밖에 없는 실정이다.

그러나 암에 좋다는 각종 요법과 제품, 제제들이 객관적인 데이터도 없이 각종 매체를 통해 환자들을 유혹하고 있으며, 상업적으로 악용하고 있는 비양심적인 사람들까지 많이 있으므로 이에 현혹된 환자들이 암의 치료도 되지 않을 뿐 아니라 경제적으로도 막대한 손실을 입는 경우가 허다하므로, 의학계에서 대체요법들에 대해 철저히 옥석을 가려줘야 할 필요성을 느껴 통합의학이 태동하게 되었다.

통합의학은 현대의학을 중심으로 하되 여러 가지 대체의학들 중 과학적 근거가 있는 것들을 결합하여, 현대의학의 부작용은 줄이고 치료 효과는 더 올리려는 시도이다. 그리고 통합의학적으로 암을 치료하는 것이 바로 통합암치료이다.

필자가 통합암치료를 시작한지 벌써 20년의 세월이 지났다. 처음에는 부정적인 주위의 시선이 많았으나 이제는 현대의학을 하고 있는 많은 의사들조차 환자를 의뢰할 정도로 신뢰가 많이 쌓였다. 그리고 2012년부터 부산대학교병원 통합의학센터에서 진료교수로 환자를 진료하고 있다.

대학병원 진료와 함께 필자는 거의 10년간 요양병원에서 통합암치료를 해왔다. 원래 요양병원은 노인환자를 대상으로 하지만 암요양병원은 노인은 아예 없고 항암치료나 수술 후의 암 환자들을 대상으로 현대의학으로 인한 부작용을 줄이고 면역을 올리는 보완적인 치료를 주로 담당하고 있다. 요양병원의 특성상 장기입원이 가능하기 때문에 암 환자들이 완전히 회복하여 정상적으로 사회복귀가 가능할 때까지 입원이 가능하다는 장점이 있다.

하지만 통합의학에 대해 부정적인 시각을 갖고 있는 대부분의 대학병원 교수들은 괜히 쓸데없는 치료에 시간과 경비를 낭비한다며 꾸지람을 하기 때문에 대부분의 환자들은 주치의에게 비밀로 하고 요양병원에 입원하는 경우가 많다. 그러나 환자 스스로 통합암치료를 받기 전과 후의 차이를 확연하게 느끼기 때문에 통합암치료를 모르던 환자들에게 소개하여 새로운 환자가 창출되는 경우가 흔하다.

통합암치료를 통해 현대의학적 치료의 부작용을 대폭 줄이고 삶의 질이 크게 향상되는 것은 물론이고, 더 이상의 치료를 기대하기 어려운 말기 환자의 경우에도 삶이 연장되거나 완치되는 사례도 꽤 많이 보아 왔다.

이 통합암치료는 독일을 비롯한 유럽이나 선진국에서는 보편적인 치료이지만, 세계 최고의 의료수준인 우리나라에서는 터부시되고 있으니 안타깝다.

대학병원이든 요양병원이든 통합암치료는 건강보험 적용이 되지 않는 비급여진료가 대부분이므로 환자들은 대부분 민간보험에 의지하는 경우가 많다. 현 정부에서는 모든 비급여를 급여화 하겠다고 공언을 했는데, 이것은 모든 국민들에게 무제한적인 의료수혜를 주는 것으로 오해하기 쉽지만, 한정된 재원으로 보상의 범위를 넓히면 공평(?)하지만 의료수혜의 범위가 줄어들 수밖에 없다는 사실은 조금만 깊이 생각해 보면 누구나 쉽게 알 수 있는 것이 아니겠는가?

민간보험 가입률이 70% 정도 되므로, 급여로 부담할 수 없는 부분을 현재처럼 민간보험의 적용을 받도록 하면 다양한 의료선택권이 생기지만, 급여로 바꾸면 환자의 선택이 아니라 건강보험공단에서 정한 엄격한 기준이 적용될 것인데, 대부분의 대학교수들이 통합암치료를 부정적으로 보고 있다는 작금의 현실을 보면 급여화 후에는 통합암치료를 시술할 수도 시술받을 수도 없게 될 것이 뻔하기 때문이다.

오믹스 시대의 통합의학의 가치

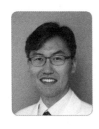

이상헌
단국대학교 생명융합학과 교수

영국의 제임스 왓슨이 최초로 염색체의 DNA 이중나선 구조를 밝혀 낸 것이 1953년으로 지금부터 대략 60여 년 전의 발견인데, 이후 우리의 생명과학 지식과 기술은 정말로 괄목상대한 변화를 이끌어 현재 우리의 유전자뿐만 아니라 다양한 생명체에 대한 데이터베이스를 완성하였고, 한편 이러한 빠른 과학기술의 발전과 데이터의 축적은 과거 우리가 상상하지 못하였던 여러 질환의 해결을 제시해주고 있다.

그러나 이러한 발전이 우리가 상상하는 미래를 온전히 실현해 왔다고 단언하기 어렵고 여전히 생명의 신비를 풀기에는 한계를 가진다. 우선 90년대 시작한 게놈 프로젝트부터 살펴보면, 필자가 대학원 시절을 보낸 카이스트에서 96년도 어느 날 분자생물학교수님은 십년이 지나 게놈프로젝트가 끝나게 되면, 모든 사람이 자신의 유전정보를 CD에 담아서 다닐 수 있게 될 것이고 상당수의 질병은 모두 해결이 될 것으로 예언하셨다. 물론 현재의 클라우딩 데이터 저장은 상상하지 못하였으므로 데이터저장소로 CD만이 생각할 수 있는 한계였고, 말씀하신 상당수의 질병은 대표적 만성질환인 고혈압, 당뇨 질환이었다. 그 교수님의 예상한 시기보다 빨리 2000년대 초반 들어서 게놈프로젝트가 종료되면서 우리는 우리 유전자에 대해서 더 잘 이해하고, 사람마다 유전자가 다양(Single Nucleotide Polymorphism)하여 이것이 질병을 예측할 수 있는 인자가 되리라 많은 학자들이 예상하였다. 그러나 인간 유전체의 다양성 전체를 비교하는 GWAS(Genome Wide Association Study) 연구를 통하여 여러 질병을 예측할 수 있는 지표를 찾을 거라는 희망찬 기대는 상당수의 질환에서 유전자적 해석은 설명력이 충분하지 못하였다는 것을 깨닫게 되었다.

그 후로 질병에 대한 유전자 다양성의 설명력 한계를 풀기위한 다각적인 노력이 유전자 카피 숫자 및 유전체 발현의 차이 등의 관점으로 설명하려고 노력하고 있다. 특히 게놈 연구의 발전으로 얻게 된 유전자 분석 기술의 향상(Next Generation Sequencing)은 이전에 실험실로 배양해야만 관찰할 수 있는 미생물의 존재를 배양이 되지 않는 미생물 영역까지 확대할 수 있었다. 이것이 바로 현재 인체의 새로운 기관이라는 평가를 받는 마이크로바이옴(Microbiome)이다. 농담 삼아 과거에는 질병을 조상(유전자) 탓으로 돌렸다면 현재 모든 병은 세균(장내미생물)으로 설명된다하더라도 틀린 말이 아니다. 더욱이 고감도 질량분석기의 발달로 인하여 인체 내 다양한 단백질의 정보 및 대사체의 정보를 분석할 수 있게 되었다. 이러한 다양한 노력으로 말미암아 우리는 특정 질병에 대한 다양한 접근, 유전체(Genome), 전사체(Transcriptome), 단백체(Proteome), 대사체(Metabolome), 후성유전체(Epigenome) 및 장내미생물(Metagenome) 등을 통하여 생성된 여러 데이터를 종합하여 통합 분석하려는 것이 오믹스(Omics) 연구이다.

그러나 이러한 희망찬 청사진 속에서 과거의 우리보다 한 발 더 질병을 이해한 것은 분명하나, 우리가 게놈프로젝트에서 얻은 교훈처럼 여전히 다양한 오믹스 데이터마다 한계와 불안정성이 있고 방대한 데이터를 포괄하여 통합 분석하는 방법론 역시 앞으로 해결해야할 과제이다. 중국의 고사 성어 가운데 장님이 코끼리를 만진다는 맹인모상(盲人模像)이라는 표현처럼 앞서 설명한 생명과학분야의 다양한 노력은 각각의 한계점을 통합과 융합의 코드로 극복하려는 시도라 볼 수 있다. 이러한 변화는 의료계의 지난 근거중심의학(Evidence based Medicine) 시대에서 개인맞춤의학(Personalized Medicine)과 정밀의학(Precision Medicine)으로 큰 변혁을 주도하고 있고, 이러한 관점에서 개인별 차이와 특성을 고려한 의학적 관점은 시대적 요청이고 사명이라고 할 수 있으며 더욱 더 통합의학의 필요성을 강조한다고 볼 수 있다. 예를 들어 기존의 항암제 약물의 개발은 대규모 임상연구를 통하여 통계학적 유의성을 보일 정도의 효과를 입증하여야 했다면 지금은 잘 선택된 소수의 집단에서 효과를 입증하는 쪽으로 약물의 개발 방식이 변화하는 것처럼, 다양한 오믹스 분석 기술이 발달할수록 암 진료에 있어서 통합의학의 가치는 더욱 중요하고 발전될 것으로 예상된다. 기존의 암 진료가 가지는 한계와 문제점을 모두 인식하고 통합과 융합을 통하여 암 치료의 영역을 넓혀가는 것이 옳은 길이다.

통합의학을 향한 중국의 발전
- 중국의 중의학(Traditional Chinese Medicine)이
  주는 교훈 -

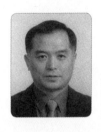

홍상훈
대한암한의학회 회장,
동의대학교 동의의료원 한방병원 교수

2년 전 우리나라에서 개최된 통합의학 국제학술대회에서 필자가 중국 연수(중국 중의과학원 광안문병원 종양과)시절 만났던 한 의사가 강연자로 왔다. 오랜만에 만난 반가움이 잠깐이었다면, 강연 중 언급한 "최근 발표에 따르면 중국 암 환자의 90%가 중의약(中醫藥 ; 한약탕제, 한약으로부터 추출, 배합하여 만든 한약제제, 주사제를 포함한 우리나라의 한약보다 넓은 개념) 치료를 받는 것으로 조사되었다"라는 말은 필자에게는 놀라움과 미안함을 동시에 안겨줬다. 통합의학 치료를 마음 놓고 받을 수 없는 우리나라 암 환자분들의 현실을 생각하였기 때문이다. 발표 후 가진 짧은 대화 중 전보다 많은 우리나라의 암 환자가 베이징에 방문하여 치료를 받은 후 만족한다는 이야기를 들었을 때는 자괴감마저 들었다. 2001년부터 시작하여 점차 확대 정립된 중국 의료보험제도와 중국의 급속한 경제발전으로 각 개인별 의료비 지불 능력이 향상되었기에 가능한 결과라고 생각되면서도, 중국의 암 환자가 수술, 항암화학, 방사

선등의 통상적인 치료와 한의약으로 대표되는 통합의학 치료를 병행하는 비율이 불과 10년 사이에 50%에서 90%로 상승된 것은 매우 놀라웠다. 한약의 탕제를 포함한 대부분의 한의치료가 보험적용이 가능하고, 한의사(중국의 경우 中醫師, 한국의 경우 韓醫師로 구분되나 이하 '한의사'로 통칭함)가 관련 검사와 항암화학요법, 방사선 치료를 처방할 수 있는 점은 단순히 우리나라와의 제도적 차이만으로는 설명이 안 되며 근본적으로 한의학을 포함한 통합의학을 바라보는 관점부터 다르기 때문이라고 생각한다.

중국 중의과학원 소속 광안문병원 종양과는 우리나라의 국립암센터에 해당하는 중국의과학원 소속의 종양병원과 다르게 한의학을 중심으로 의학과 한의학 결합치료(이하 의·한의 결합치료)를 연구하고 임상에 접목하기 위해 1974년에 개설됐다. 의사들을 중심으로 한의사가 협조하여, 암 환자에게 시행한 한의약 치료의 효과를 실험 연구와 임상치료 과정을 통해 검증하고 있다. 70년대에는 '항암화학요법, 방사선치료의 부작용을 한의약 치료가 감소시킬 수 있는가?'로 연구 과제를 시작하였고, 이는 80년대의 항암화학, 방사선 치료의 효과를 높이는 한약제제의 개발, 90년대의 수술 후 전이재발을 방지하는 한의약 치료 방법의 연구로 연결되어, 2000년대부터는 수술, 항암화학, 방사선, 면역, 표적지료와 더불어 적절한 한의약 치료로 암의 치료, 암환자의 수명 연장, 삶의 질 개선에 목표를 두고 종합 치료의 효과를 연구하고 있다. 이러한 체계적인 접근은 한의약을 포함한 통합의학에 대한 중국인의 신뢰를 높아지는 계기가 되었고, 일례로 통상치료에서는 상대적으로 효과가 낮은 간암 환자에게 한의학 치료를 권하는 의사들을 쉽게 볼 수 있다.

암 환자의 치료 및 관리 시 개별 환자의 상태에 따라 크게 3가지의 목표를 둔다. 첫째는 암의 완치, 둘째는 암 환자의 생명 연장, 셋째는 암 환자의 증상 및 삶의 질을 개선하여 고통을 줄이는 것이다. 현재 우리나라의 경우 첫 번째 목표에 중점을 두고 조기발견·조기치료라는 명제 하에 근치적 수술치료를 비롯한 화학, 방사선 치료에 주로 초점이 맞추어져 있다. 암을 완전히 제거하지는 못하지만 암으로 인한 증상 없이 건강 상태를 유지하는 상황을 "대류생존"(帶瘤生存, Survival with Tumor, 암과의 공존)이라고 하며 이는 통합의학이 지향점 중 하나다. 중국에서 그 우수성을 증명해내고 있듯, 2번째, 3번째의 목표를 위해서는 통합의학적 접근이 함께 이루어져야 한다.

이제 우리나라에서도 암 환자에게 통합의학적 접근이 시도되고 있다. 아직은 걸음마 단계여서 앞으로 나아가야 할 길이 멀다. 의사와 한의사는 각자의 영역이 아닌, 의료 수요자인 국민들의 행복(건강)추구권이라는 관점에서 접근해야 한다. 국민들에게 통합의학의 장단점을 소상히 알리는 과정이 있어야 하며, 통합의학의 효용성에 대해 분석하는 연구 과제를 다방면으로 진행하여야 한다. 이를 통해 평가 후 안전하고 유효성이 있는 것으로 검증된 치료법은 보험급여로 전환하는 과정을 통해 민간보험 등에 의지하는 국민들의 부담을 줄여줄 수 있어야 한다. 무엇보다도 통합의학의 발전을 위해서는 우수한 통합의학 전문가 양성이 시급하다. 중국의 경우 위생부, 중의약관리국 등의 주도로 각 질환별 의·한의 결합 학회를 활성화시키고, 연구기금을 지원하는 등의 방법으로 의·한의 결합 의사를 양성하는데 많은 노력을 기울이고 있다.

암 치료에 있어 통합의학의 접목은 반드시 진행되어야할 과정이다. 그래야만 우리나라의 암 환자들이 과거 단순 수술치료를 위해 미국, 일본으로 건너간 것과 같이 한의약 등의 통합의학 치료를 위해 중국 베이징, 상하이의 병원으로 가는 일이 없을 것이기 때문이다.

방사선종양학과 의사가 경험한
통합의료 사례

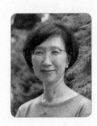

전미선
아주대학교병원 방사선종양학과 교수

이제 와서 보니 내가 통합의학에 뜻을 가진지 어언 몇 십 년이 되었다. 처음 관심을 가지게 된 계기는 미국에서의 전공의 시절이었던 것 같다. 일주일에 한 번씩 나는 같은 과 동료들(전공의들)과 같이 정신과 교수님과 대화의 시간을 가졌다. 우리가 치료하는 환자에 대해 어떤 감정을 느끼고 어떤 생각을 가지게 되는지 이야기를 나눴다. 죽음을 얼마 남겨두지 않은 젊은 환자에 대해 이야기할 때는 생사에 대한 우리의 생각과 슬픔마저도 같이 나눴다.

이 당시 나의 멘토는 환자들을 진심으로 대하고 따뜻한 눈길을 주고 편안하게 만들어주는 그런 분이셨다. 그 교수님과 같은 의사가 되어야 겠다는 생각을 가지고 지내다보니 나도 어느새 최선의 치료책은 물론 환자들의 불편함에도 관심을 가지고 관찰하고 고민하고 있는 의사로 발전해가고 있었다. 방사선부작용에 대한 동물 연구를 하면서 '내가 지금 참으로 독한 치료를 환자들에게 하고 있구나.' 하는 생각이 가장 먼

저 들었고, 어떻게 하면 손상을 덜 주고 그 손상을 빨리 회복하게 할 수 있는 지를 고민하게 되었다. 암이라는 병 때문에 생긴 고통뿐만이 아니라 치료로 인해 생긴 염증반응을 줄이는 데에도 관심을 갖게 되었다. 그러다 보니 평소 의학에서 다루는 약 이외에도 운동, 식단, 그리고 스트레스 관리 등으로 염증을 줄일 수 있다는 것도 알게 되었다.

　고민의 해결책을 찾기 위해 나의 전문분야 이외의 것도 공부하기 시작했다. 암 환자의 가장 큰 걱정인 재발의 가능성을 어떻게 낮추느냐라는 고민을 바탕으로 낮아진 삶의 질을 향상시키기 위해 건강하게 먹는 방법, 근력과 기초체력을 향상하기 위한 운동방법을 익혔다. 처음에 신체 건강 회복을 위해 공부했지만 나중에는 마음공부까지 하게 되었다. 마음공부는 나를 알기위해서 시작했지만 결국 환자를 심리사회적으로 지지하는데 도움이 되었다. 이 외에도 침술 공부를 통해 음·양의 조화로움을 알게 되었으며 그 동안 쌓은 지식과 경험이 환자들의 증상을 이해하는데, 그리고 그들과의 소통에 많은 도움을 주고 있다. 이렇게 지난 25년 이상 나의 관심 분야는 점점 넓어져 갔다.

　관심 분야가 넓어지다 보니 환자의 경험도 더 잘 이해할 수 있게 되었고 개인에 맞는 조언을 해주게 되었다. 유방암 환자가 유방에 방사선 치료를 받기 시작하면서 메슥거림을 호소하는 경우를 종종 본다. 이 환자가 소화가 안 되어서인지 아니면 항암 때의 기억으로 생긴 오심인지를 구별할 필요가 있다. 그리고 소화가 안 되고 체한 증세일지라도 원래 위가 약했던 환자는 내시경 또는 소화기내과 의뢰가 필요한 반면,

진단 후에 처음 생기는 증상이라면 왜 갑자기 체하게 된 계기는 없는지? 확인이 필요하다. 암 진단 후에 받는 외적 스트레스로 소화가 안된 경우라면 상황 설명과 위로도 같이 필요하다. 항암 때 심한 오심으로 고생한 환자는 그때의 기억으로 병원에 오는 것만으로 오심을 예기하기 때문에 매번 방사선치료로 올 때 마다 울렁거림을 호소할 수도 있다. 이처럼 항암으로 생긴 트라우마를 해결하기 위해 나는 진료실에서 간단하게 이완요법을 활용하여 증상을 완화시켜주면 그 증상은 다시 재발되지 않는다. 이와 같이 암 환자들의 증상이 단순한 암 또는 치료에 의한 것만이 아닌 경제, 심리적, 사회적 요인들이 있다는 것을 많은 논문들에서 확인하고 있으며 이를 전인적으로 파악하고 도와줄 것을 권고하고 있다.

미국 MIT Media Lab의 수장이었던 프랭크 모스(Frank Moss)가 쓴 《디지털 시대의 마법사들》이라는 책에 이런 구절이 있다. "의료체계에서 가장 활용되지 않고 있는 자원은 의사도 병원도 의료장비도 아닌 '환자들'이라는 사실이다" 전자 의무기록 시대가 열린 현대에는 환자의 증상을 전해 듣고 굳이 환자들이 있는 곳으로 오지 않아도 처방을 할 수 있어 의료진과 환자사이의 소통을 더 막는 것은 아닌가 생각하게 한다. 환자들의 증상을 잘 파악하고 신체적 건강 이외에 심리−사회적 배경까지 파악 하여 케어를 해주려면 시간이 많이 소요된다. 그리고 환자들의 증상 완화를 도울 수 있는 동작요법과 심신요법 등을 활용하려면 암을 이해하면서 직접 실행할 수 있는 전문가의 교육 및 양성이 필요하다. 의사들의 조언이 환자들에게는 가장 강한 자극제이다. 주치의가

"운동하세요" 한 경우에 그런 말을 하지 않은 의사의 환자보다는 더 꾸준하게 운동을 하는 것으로 알려져 있다.

따라서 의료진들도 호기심과 관심을 가지고 이왕이면 직접 경험하였으면 한다. 그래야 환자와 공감할 수 있고 어떤 도움을 줄 수 있는지 판단하는데 도움이 된다고 생각한다. 이러한 심신요법 및 동작요법들이 환자의 삶의 질 향상과 증상완화에 도움이 된다는 많은 근거에도 불구하고 이를 실행할 수 있는 적절한 수가체계가 없는 것이 의료현장에서 활용이 되지 않는 이유이기도 하다. 외국에서는 보험에서 이러한 요법들이 일부 보장된다는 사실도 이번 기회에 알려졌으면 한다.

본 책의 내용에 대해 의견이나 질문이 있으면
전화(02)333-3577, 이메일 dodreamedia@naver.com을 이용해주십시오.
의견을 적극 수렴하겠습니다.

현대의학과 전통의학을 상호 보완한 통합치료 혁명
한국형 통합암치료

제1판 1쇄 인쇄 | 2018년 8월 27일
제1판 1쇄 발행 | 2018년 9월 3일

지은이 | 유화승
펴낸이 | 한경준
펴낸곳 | 한국경제신문 *i*
기획·제작 | ㈜두드림미디어

주소 | 서울특별시 중구 청파로 463
기획출판팀 | 02-3604-565
영업마케팅팀 | 02-3604-595, 583   FAX | 02-3604-599
E-mail | dodreamedia@naver.com
등록 | 제 2-315(1967. 5. 15)

ISBN   978-89-475-4400-9   13510

책값은 뒤표지에 있습니다.
잘못 만들어진 책은 구입처에서 바꿔드립니다.